当代名老中医经典

林岑楼

医籍精选

林劲秋 编撰

U0353508

广西科学技术出版社

图书在版编目（CIP）数据

林岑楼医籍精选 / 林劲秋编撰. —南宁：广西科学
技术出版社，2014.12（2024.4 重印）
ISBN 978 - 7 - 5551 - 0357 - 8

Ⅰ. ①林… Ⅱ. ①林… Ⅲ. ①中医学—临床医学—经
验—中国—现代 Ⅳ. ①R249.7

中国版本图书馆CIP数据核字（2014）第 311136 号

林岑楼医籍精选
LINCENLOU YIJI JINGXUAN

林劲秋　　编撰

策划编辑：罗煜涛　　陈勇辉
责任编辑：黄焕庭　　　　　　　　　　责任校对：李德灿
封面设计：韦娇林　　左一鑫　　　　　责任印制：韦文印

出 版 人：韦鸿学　　　　　　　　　出版发行：广西科学技术出版社
社　　　址：广西南宁市东葛路 66 号　　邮政编码：530023
网　　　址：http://www.gxkjs.com

印　　　刷：北京兰星球彩色印刷有限公司

开　　　本：890 mm×1240 mm　　1/32
字　　　数：160 千字　　　　　　　　印　　张：5.625
版　　　次：2014 年 12 月第 1 版　　　印　　次：2024 年 4 月第 2 次印刷
书　　　号：ISBN 978 - 7 - 5551 - 0357 - 8
定　　　价：80.00 元

林岑楼

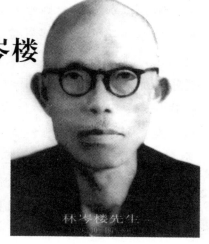

　　林岑楼（1892～1978年），又名启崇，广西恭城瑶族自治县城厢镇满塘村（今属恭城镇）人。19岁开始跟随叔父林栋臣学医，40岁主方于城厢同仁堂，历时6年。曾任县立医务所所长、城厢镇中西医联合诊所主任，1954年当选为县人民代表和县卫生工作者协会副主任。1956年4月调任平乐专区人民医院中医师，8月调任广西省（今广西壮族自治区）人民中医院内科主治医师。1963年晋升为广西中医学院（今广西中医药大学）附属医院主任医师，主持附属医院妇科临床及教学业务工作，并在高干诊室主方。1974年4月退休回恭城县城居住后，登门求医者仍络绎不绝。

　　林岑楼行医，无论病人贫富，皆热情接诊。为减轻病人负担，拒绝轿马接送，常常步行数十里出诊。每遇贫困病人，解囊周济。尽管有时自己身体不适，仍然接诊病人。

他认真负责，诊断准确，开处方严谨，常使病人起于沉疴。妇女唐某月经愆期，小腹胀痛历时两年。前医处以寒凉药方，胀满频增，食欲减少，胸部不舒；改用滋阴处方，则痞满加剧，食则呕吐，屡治不愈。辗转求诊于林岑楼。林岑楼确诊其为脾胃虚寒，气血失温，凝滞子宫而导致痛经，于是投以加味吴茱萸汤，服一剂后胸痛已除，小腹胀满亦减；服两剂后小便增多，呕逆平息，饮食增加，四肢转温；连服五剂后，大为好转。两年沉疴，数日而起。在广西省人民中医院时，妇女刘某，患胃脘疼痛一年多，舌苔黄滑边红，面色苍暗，脉涩而近弦，右关浮滑，为饥饱失常，劳倦内伤，厥阴肝气横恣。前医均投以辛温香燥之药，肝血益耗，胃阴益竭。林岑楼处以益肝平胃之药，服一剂开始见效，原方加味再服三剂而胃痛止。

林岑楼行医师古而不泥于古。他常道："学医如蜂采百花酿蜜，兼收才能溢香于世；博取众家之长，才能临症裕余。""行医既要胆大又要心细，胆大才能用药得当，心细才能辨证准确。"生前撰有《中医临症验方歌诀》及医案手稿数卷。

（摘自《恭城县志》1992 年版第 481 页～第 482 页）

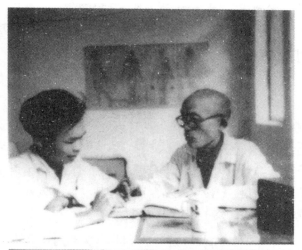

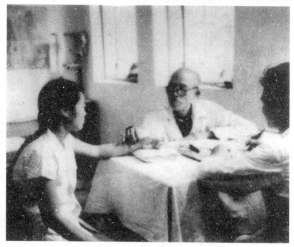

林岑楼先生在广西中医学院第一附属医院门诊工作剪影

中医药治疗妇女痛经病一般规律

1. 痛经一病，已婚或未婚妇女同有的症状、以经前经来或期期腹腰胀剧痛等机能性痛者。

2. 治疗步骤，在痛经一病，如非由一切感胃病诱发的、兼併发表病的、大都標本同治、我们可以确定以致病的原因為本痛则為標，視其缓急、急则治其標、缓则固其本、如果痛势剧烈的可偏重鎮痛药。

~~同性针样性~~虚症实证其绪综合目光

3. 本病类型可分寒、热、虚实、寒实、虚热、者、彼路分别随症施用不同的方法、

4. 徵候：(一) 月经先期或後期腹痛痛而喜按、或下腹欠暖、经水淡而量多或淡质薄色不鲜者多虚。(二) 月经先期或後期腹痛、痛而不喜按、甚而拒按、下腹和暖、经水紫红搀孕而有腐稠或挟块者多实。

抉岑楼先生手稿影印

~ 崩漏 ~

莫×× 女 卅年 林棠生人 出展

素有经期三日不止，苛已作过虚，下元不固诸症，量多且多，眠发烦热不安，举身惶恐，无情，速止我住诊。面色潮红，神疲火清，血败渐虚，腹以蓄热，腰酸困脐阙痛酸，经来脐痛减此则有虚，色色黑棠。大便三日未平，小便短赤，舌绛苔红，苔黄根剥，口渴不欲饮，细诊其脉，洪细有力，月水任武，气血两虚多热。此属邪逆损伤冲脉，血如妄流行，是注下也。

并下逆留原珍热，恚以此清血热止涩涩，一服住量甚者减少色，往减红神态清爽，腹后松软，既足福止，再调养○火根黄，林来沉内积缓，如无宜时对拍小，继进一服，是现大便一次，脓脂甚多，舌○痊没袭内润脏里宁，但觉度之饿软，望系

林炎夔先生手稿影印

作者简介

　　林劲秋，男，汉族，广西恭城瑶族自治县人，生于1943年。

　　林劲秋系林岑楼先生的嫡长孙，生于医学世家，自幼跟随林岑楼先生生活。1961年高中毕业于南宁三中，随即考入柳州农业专科学校大专部学习。1962年，因国家经济形势变化，柳州农专大专部解散，随即回到广西中医学院（今为广西中医药大学）第一附属医院。1963年8月，广西中医学院根据中央政策，号召老中医、中药师带徒，即与广西壮族自治区卫生厅签订跟师学习中医合同，跟随祖父林岑楼先生学习中医。合同原计划学习五年，经考试考核合格后，按大学毕业由国家统一安排工作。但1966年8月"文化大革命"开始，因"左"倾思潮的祸害，被停止了学徒资格，并下放回原籍恭城农村插队劳动，时间长达13年半。期间，做过两年大队"赤脚医师"，五年半大队学校民办教师。1979年下半年，通过国务院向社会招收中医药人员的考试、考核，被安排到恭城瑶族自治县莲花中心医院工作。1990年6月，调入恭城瑶族自治县中医医院工作，直到2003年10月退休。退休后，在县城开办诊所，从未间断临床医疗工作。职称为中医主治医师。

　　在几十年的临床医疗工作中，兢兢业业，努力为病患者提供良好的服务，因而获得病患者的高度肯定和好评。

1985年，在广西中医学院进修，培训中医基础知识和中医妇科专业技能。1986年之后，其论文刊载在《广西中医药》、《桂林医学情报》等医学杂志，并入选广州、武汉、柳州等中南六省区城市中医妇科学术会议论文，同时，在广西中医代表大会等学术会议上亦有多篇论文入选（本书附录一为林劲秋所撰写的医学论文）。

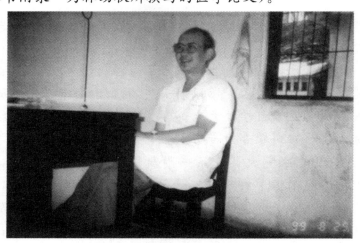

恭城瑶族自治县中医医院老中医林劲秋在诊室工作

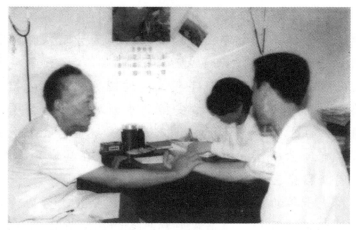

恭城瑶族自治县中医医院老中医林劲秋细心地为病患者诊查

序

　　中医，是中华民族一块绚丽的瑰宝，是世界医学的一朵奇葩，在中华文明几千年的历史长河中，对中华民族的繁衍生息、文明兴旺起到不可替代的巨大贡献。中医界的无数先辈们，勤勤恳恳毕其一生，用自己的智慧和经验，为辉煌的中医大厦添砖加瓦。林岑楼老先生，就是这些前辈的佼佼者之一。

　　20世纪中叶，广西省级中医医疗机构草创时期，林岑楼先生与张汉符先生等前辈，一道供职于新成立的广西省人民中医院，主持门诊、病房和高干诊室，努力为广大病患者服务，获得了极高的评价。广西中医学院（广西中医药大学前身）成立后，省人民中医院划属广西中医学院第一附属医院。林老先生一直于该院从事临床和带教工作，时称"广西中医十老"之一。林老先生先后评聘为中医副主任医师、主任医师。1974年，林老先生以82岁高龄退休，还乡养老。林老先生逝于1978年8月，终年86岁。

　　林老先生，秉性温良，自幼聪慧。少年时期，矢志岐黄之术，师承家学。青年时期，始悬壶乡梓，为百姓诊疾；布伞麻鞋，踏遍家山；青囊素袍，惠及城乡。无论贫富贤愚，均热情接诊。遂至声名鹊起，深受爱戴。自供职于广西省人民中医院和广西中医学院之后，更是老当益

1

壮，兢兢业业，精心诊疾，扶掖后生。林老医德淳厚，医风正派，临症严谨，辨证精当，每起沉疴。林老医术精湛，擅长中医治疗内科、妇科和儿科疾病。其学术思想，上溯《黄帝内经·灵枢》、《黄帝内经·素问》，本《伤寒杂病论》、《金匮要略》，且极力推崇脾胃之说和瘀血之说。常云："脾胃为后天之本，五脏六腑之精，四肢百骸之养，莫不本于此。食纳健旺，睡眠安稳，大病无虞；反之，小病堪忧。""人禀天地之气，阴阳和谐，百脉流畅，安能有病？一有瘀阻，病必生焉。祛瘀阻而扶正气，乃医道之常法。"林老先生谆谆教导后学者："学医如蜂采百花酿蜜，兼收才能溢香于世；博取众家之长，才能临症裕余。""行医者应胆欲大而心欲细，心细才能辨证准确，胆大则用药得当。""医者须常怀扶危济困之心。孜孜营利之徒，学之于社会何益？"肺腑之言，此乃林老先辈一生之真传。

惜林老先生晚年遭"左"倾思潮之祸，生前未能专心著述心得。林劲秋医师系林老先生之嫡孙，年轻时亦师从先生习岐黄术，颇有所成。今由其搜集、整理先祖林老先生之医籍，订正结集，刊行于世。属余作文，是以为序。

广西中医学院（今广西中医药大学）

原院长、教授　韦贵康

2014 年 9 月 4 日

目 录

一、林岑楼先生传略

林岑楼（1892～1978年），广西恭城瑶族自治县人，祖籍福建省诏安县，字启崇。1954年为广西省中医代表会议代表，恭城县人民代表大会代表。1960～1963年先后为广西中医学院附属医院副主任医师、主任医师。与张汉符主任等一起，时称"广西中医十老"之一。主持妇科临床工作及教学业务，并主方于高干诊室。

林岑楼医师，家学渊源深厚，青少年师从叔父林棟臣研习岐黄之术，历览《黄帝内经·灵枢》、《黄帝内经·素问》，降及唐、宋、元、明、清诸医著。20世纪30年代前后，悬壶县城，每起沉疴，医名鹊起。历任恭城县立医务所副所长、所长，兼任恭城县立"国民中学"校医室主任，曾负笈广州善那种痘养成所学习。结业后，每于春、冬两季为远近小儿接种牛痘，使方圆数十里内儿童免于天花之苦，为一县百姓造福，实属恭城之先。

林岑楼医术精湛，尤其擅长中医治疗内科、妇科和儿科疾病。其学术思想，本《黄帝内经·灵枢》、《黄帝内经·素问》、《伤寒杂病论》、《金匮要略》而极力倡导脾胃之说和瘀血之说。常言道："脾胃为后天之本，五脏六腑之精，四肢百骸之养，莫不本于此。食纳健旺，睡眠安稳，大病无虞；反之，小病堪忧。""人禀天地之气，阴阳和谐，百脉流畅，安能有病？一有瘀阻，病必生焉。祛瘀阻而扶正气，乃医道之常法。"生前著有《中医临症验方歌诀》一册，医案、医话等数卷，将平生临床所获经验，择其要者，录于笔端。惜晚年受"左"倾思潮之祸害，未能专心著述，上述手稿，亦无法传世。

林岑楼医德淳厚，医风正派，临症严谨，辨证准确。常言："学医如蜂采百花酿蜜，兼收才能溢香于世；博取众家之长，才能

1

临症裕余。""医者须常怀扶厄济困之心。孜孜营利之徒，学之于社会何益？"20世纪60年代后，其即著称于广西。1963年前后，《广西日报》、《前进报》有其图片报道和专文介绍。1993年，其小传和事略、评价收入《恭城县志》和《广西通志·卫生卷》。1987年后，部分医案由本书作者林劲秋整理后，分别在中南地区中医妇科学术交流会、广西中医妇科学术会议、广西中医代表大会会议、《广西中医药》、《桂林医学情报》等交流发表，获得中医界专家的好评。

二、医案精选

（一）感冒类

感冒病见名于中医学典籍，为多发常见病，其症相当于中医学之风温、伤寒等病。其病因乃由外邪侵犯人体，加之人体腠理松弛，不能抵御外来邪侵而受病。风邪侵袭人体首先犯肺，所以其症始于上焦及太阴，而肺司呼吸，主一身之表，肺气通于鼻，所以就会引起咳嗽、头痛、声嘶、鼻塞、流涕等征象。虽是表证，亦有寒热深浅之分，因此在辨证论治上必须分清寒热虚实，同时结合人体的强弱才能对症用药。

病例一

许××，男，34 岁，恭城西江乡人。业农。

患外感症，恶寒发热，头痛，项强，体痛，微咳，无汗，口淡，苔白薄，脉象浮紧而弦。此系外感风寒，腠理不通，风寒之邪不得外出，邪正相持，故表现为寒热交作，项强，头痛，体痛，无汗等症状。治以散风寒、升阳透表之剂，拟荆防败毒散一剂温服。药后移时汗出，全身轻快，寒热已罢，头痛减轻，只觉微晕，口淡无味，食纳欠振，脉象近缓略弦弱。仍照原方去姜活、独活，加党参两剂后得安。

荆防败毒散：荆芥三钱*　防风三钱　川芎钱半　茯苓三钱

＊ "钱"为旧市制计量单位，1 钱＝3.125 克。为了保留作品的原真性，本书将沿用旧市制计量单位"钱"、"两"、"分"、"斤"等，1 两＝31.25 克，1 分＝0.3125 克，1 斤＝500 克。

姜活（廉姜）二钱　独活二钱　柴胡二钱　前胡二钱　枳壳钱半
桔梗二钱　甘草一钱　姜、枣（引）适量

病例二

罗××，男，20岁，恭城化育村人。业农。

患者自觉初起恶寒，发热，头疼，项强，四肢疲困，未经治疗。两日后，上肢左臂外侧发现一结节如樱桃大，红肿灼痛，憎寒壮热，时有呕逆，面赤唇红，口渴溺黄；苔腻，脉象浮弦微紧。此系寒邪侵入营分，不得外出而郁结所致。主以荆防败毒散加银花、乳香、赤芍药为治。一服得微汗，寒热已退，结节有显著消减，灼痛略平，呕止，舌淡苔少，脉近缓和。继拟加减仙方活命饮加黄芪一服得安。

荆防败毒散：荆芥三钱　防风三钱　川芎钱半　茯苓三钱　姜活二钱　独活二钱　柴胡二钱　前胡二钱　枳壳钱半　桔梗二钱　甘草一钱　姜、枣（引）适量

加减仙方活命饮：银花三钱　防风二钱　当归三钱　陈皮二钱　浙贝母二钱　花粉三钱　白芷二钱　黄芪三钱　甘草钱半

按：本方姜活散太阳之寒，荆芥、防风、独活理少阳之风，兼能去湿除痛，川芎、柴胡活血升阳，枳壳、前胡行痰降气，桔梗、茯苓清肺强胃以为佐，制方面面俱到，所以收效神速。本例仍以荆防败毒散治外感并发阳毒邪结之症，再加银花散热解毒，乳香活血通窍，赤芍凉血消肿，使气血通畅，营卫调和。余（林岑楼）用此方治疗病例不少，果能审证化裁，灵活运用，确有特效。然本病得前方表邪已去，郁热已除，但去之未尽，故以活命饮搜荡伏留之余邪。加黄芪者，扶正通肌，使邪悉从外解，病根自除。

病例三

骆××，男，63岁，恭城本乡高坡屯人。业渔。

患伤寒感冒延余（林岑楼）治疗。自诉寒热，头痛欲破，身痛如被杖；经过两日，项强身痛，卧床不能转侧，呻吟不绝，口干不多饮，无汗，轻咳，胸胀，吃东西则呕吐酸水；舌淡薄白，脉象浮

兼弦紧。知其年高正怯，汗出当风，侵袭腠里，为寒所束，阳气不能外达，邪留不去，风寒相抟，故头身疼痛，中气亦伤，转运不常，水谷不化，聚而为痰为饮，不能下通上达，故呕吐酸水。经云：上焦不通，津液不下，胃无以和。拟以人参败毒散为治，两剂后得小汗，寒热、身痛、头痛已轻，胸胀顿除，呕逆止，唯觉口渴唇干，轻咳未除，脉象滑弦。原方去姜活、独活，加五味子、麦冬，服一剂后，诸症患愈。后以补中益气以收全功（药解见前，故不复赘）。

人参败毒散： 人参三钱　甘草一钱　茯苓三钱　川芎钱半　姜活二钱　独活二钱　柴胡二钱　前胡二钱　枳壳钱半　桔梗二钱　姜、枣（引）适量

按： 本例患者由于年岁高，形气渐衰，且以业渔生活，风寒湿邪，客于肌腠。经云：邪之所凑，其气必虚。故症状表现为寒热，头身尽痛，倦怠胸胀，呕吐，咳疾等症象。虽属外感寒邪，但亦不能专肆攻伐，复戕中气，故拟予人参败毒散之扶正祛邪，正复而邪去。用药如用兵，所谓欲胜敌者，必先立于不败之地也。

病例四

黄××，男，49岁，恭城西河屯人。业农。

患寒热头痛项强，病经三日，胸胀欲吐，腹痛，下痢红白，日夜十余行，里急后重，经前医治疗两日，采用痢门套方无效。余（林岑楼）往诊治，无汗嗜卧困乏，重褥不暖，舌白浊腻，脉象浮紧。拟以加减人参败毒散一剂，服药后汗出，全身濡润，表和不恶寒，头痛亦除，呕止、下痢亦减少，并杂有粪便，胸腹舒适，进食知味，苔少薄白，脉来浮缓无力，中取近弦。予前方去姜活、独活，加银花，服两剂后而得安。

加减人参败毒散： 人参二钱　茯苓三钱　川芎钱半　姜活钱半　独活钱半　前胡二钱　枳壳钱半　木香一钱　桔梗二钱　甘草一钱　姜、枣（引）适量

按： 此症系脾胃久虚，积滞不化，外邪乘虚侵入，阳气不能布达，表邪不去，迫逼肠胃，因此表理失调，外见寒热，内为下痢。

5

忖思此证，素体薄弱，中气久虚，外邪侵入，无抗拒之力，阳气下陷，其邪乘虚内攻。故法喻氏以人参败毒散扶正祛邪，壮阳、透表、解毒论治。而不法仲师之葛根芩连汤，唯恐偏于苦寒以戕中气，阳愈虚而邪愈陷。所以然者，人参扶正祛邪，姜活、独活以祛风寒，兼能去湿，川芎、柴胡升阳活血以散在表之邪。表邪得除，外通而内畅遂矣，且有枳壳、柴胡、木香降气行痰以除满，兼有导下作用而后重除，而甘草调中，姜、枣和胃健脾，桔梗载诸药流连以助药力，加银花之解毒化滞以清余热。本方之主于表、次于里者，正合仲师之法，先解表而后攻里也。

病例五

韦氏，女，28岁，恭城西江乡保靖屯人。业农。

患者寒热身痛，头项强急，头部汗出，涕泪交流，唇干口渴，舌被淡黄，苔少欠津，形气未衰，神志清晰。初时曾自煎姜苏汤服之，汗出不解。诊其脉浮大，予以冲和汤一剂，周身似汗，涕泪已止，寒热已罢，头痛项强诸症大为减轻，脉象缓而近弦，遂改用柴芩汤一服而愈。

冲和汤：防风三钱　姜活二钱　白芷二钱　细辛八分　苍术三钱川芎钱半　黄芩二钱　生地三钱　甘草钱半

按：据陈修园先生方注，谓姜活散太阳之寒，防风祛太阳之风，又恐风寒不解，传入他经，以白芷断阳明之路，黄芩断少阳之路，苍术断太阴之路，川芎断厥阴之路，细辛断少阴之路，又以甘草协合诸药使之和衷共济，佐以生地祛汗化瘀热，补阴即托邪之法也。继以柴芩汤和解兼清水府（膀胱）而安。

病例六

余××，男，16岁，恭城西江乡高州屯人。业农。

患风热症。初诊：症见初起恶寒发热，头晕，面赤目红，继而唇干口渴引饮，喉痛腮肿，小便赤短。询其病因，据诉：前日天气炎热，患者牧牛河畔，大汗淋漓，乘汗冷浴时久，当时自觉表肤紧束不适，是夜恶寒发热，次日上症悉俱。诊脉浮大弦数，舌红苔黄薄。此为郁热于里，汗出冷浴当风，复为表寒所束。治宜辛凉解表，拟予银翘散一服。服药后出微汗，更衣睡去。醒来觉得全身轻快，进粥一碗，续出微汗。次早起床，自觉头晕、喉痛已轻，面赤目红消失，腮部肿痛随之减退，二便自调，舌淡红，苔少津润，脉象浮缓略滑，仍以前方芦根减半一服得安。

银翘散：银花三钱　连翘三钱　桔梗二钱　薄荷二钱　淡豆豉钱半　竹叶钱半　荆芥钱半　芦根二钱　牛蒡子二钱　甘草三钱

按：本方为辛凉解表平剂。谨遵《黄帝内经》，此为邪犯上焦太阴经也，风淫于内，治以辛凉，佐以苦甘。银花辛凉，解热散结，除风利喉；荆芥芳香解毒；牛蒡子辛平调肺；连翘除心经客热、清火保金。此方纯是清肃上焦，不犯中下，有轻可去实之功，甚合法度，奏效甚速。

病例七

黄××，男，24岁，恭城高州屯人。教师。

偶感风寒，恶寒气促，鼻塞流涕，喷嚏，头晕呕秽，胸满微咳，无汗。诊见脉象浮紧，舌质嫩淡，苔少。此为外感风寒，侵袭肌表。肺合皮毛，故先受之，表现为气促轻咳、恶寒鼻塞等症状。即拟以加味香苏饮，散寒祛风。一服得微汗，全身症状减退。复将原方苏叶减半，加荆芥、薄荷各一钱。竟获痊愈。

加味香苏饮：苏叶三钱　陈皮钱半　防风三钱　香附钱半　川芎钱半　蔓荆子二钱　杏仁二钱　葱白三茎　甘草一钱

按：本方为四时感冒之轻剂。若系伤寒重症，具项强、头痛、体痛，非仲师麻黄汤不足以为功。唯初感外邪较轻而即发者，取其药性之轻灵，芳香，解毒，散结，使气血调和，外邪自除。若能权其轻重，用之得法，亦能得到满意之效。

病例八

唐××，男，40岁，恭城大冼村人。边农边商。

患寒热往来，先寒后热，每日上午发作，胸胁苦满，心烦口苦，不思饮食，喜呕，咳而气短，病经四日来所就诊。大便欠畅，小便黄，头汗出，神志苦闷，唇燥苔白，脉象弦滑。余（林岑楼）认为其寒邪侵入，伏于阴阳之界，少阳之经，邪正相抟；入与阴争则寒，出与阳争则热，宜以和解表理之法为治。故法仲师以加减小柴胡去人参加青皮，依法去渣再煎，于发作前一至二时分两次温服。服尽两剂后各症减轻，再加人参、柴胡、青皮继进两剂后而痊愈。

加减小柴胡汤：柴胡六钱　黄芩三钱　半夏三钱　青皮三钱
生姜二片　大枣二枚　甘草一钱

按：本方系少阳和解之清温方也。柴胡苦平疏肝，使半表之邪得以外宣；黄芩苦寒清火，使半里之邪得从内平；半夏祛痰降逆；甘草和诸药通达内外；生姜、大枣、半夏以调营卫，又加青皮之苦辛温散破结疏肝，使内陷之邪得以外解。少阳居阴阳之界，有汗吐下三禁，又妙在去渣再煎，使药性和合，脾经气相融，不复往来出入，而病自除。上焦得通津液得下，胃气因和汗出而解。

病例九

黄×，男，中年，恭城西岭盘岩村人。业农。

初患寒热错杂，头眩，口苦，呕逆，咽干不思饮三日，曾服草药一包。寒热分明，且有定时，每日均在上午八九时发作。先寒后热，经五至六时，大汗出，热渐退尽。面色潮红，舌白苔腻，脉象弦滑，此属少阳之疟症。法依先贤，主以小柴胡汤去人参，加酒炒常山，去渣重煎，分两次服，清晨一次，疟后一次。连进两日，寒热减半，呕逆胸痞得平。舌淡苔薄，脉象缓细，只觉疲倦，饮食欠知味，二便自调。遂照原方加人参服两剂，继以柴胡异功散收功。

小柴胡汤：半夏　柴胡　大枣　甘草　黄芩　人参　生姜

按：本方系仲圣治伤寒少阳疟证之主方。待三发之后，休作定时。本方宜去人参加酒炒常山，诚以症之成属于疟热者居多。故用常山以除疟热，仲圣用其苗，后人用其根，其苗则有上升轻扬的作用，味苦寒有小毒，取其涌吐痰涎、祛热结之邪，痰热去则疟自止矣。然根下行入土，涌吐之力稍弱，而行水逐痰，除热之功同矣。小柴胡汤配伍和方解已于前所阐明，兹不重赘。

病例十

康××，男性，40岁，恭城高州屯人。业农。

1960年8月某日，初起恶风有汗，身痛，心下支结，微呕，经三日寒热往来如疟，时发微汗，寒多热少，小便不利，间日发于午后，舌苔白，脉象浮弦而缓。此为邪传少阳，营卫不调，予以柴胡桂枝汤去人参两剂。取得微汗，各症已解，唯觉口渴引饮，投前方加人参、花粉，服两剂后得安。

柴胡桂枝汤：柴胡三钱　黄芩二钱　半夏三钱　桂枝钱半　白芍三钱　大枣三枚　甘草钱半　生姜三片

按：本方为和解少阳，发散太阳，二阳合病之温清法也。以桂枝解太阳风寒之表邪，柴胡解心下微结欲呕少阳之里邪，则二阳之邪自解矣。余（林岑楼）用此方治愈多人。该方据本人在临床上的体会，不仅收到应有的效验，只要表现其中主要的一二症状，除血家、酒家不甚适宜外，用之颇见效。古人制方不局限于一方一症，在于审症精详加减得法，运用极为广泛。

病例十一

蓝××，女，30岁，恭城城厢乡人。菜农。

夏末秋初患寒热往来，寒轻热重，身痛头疼，鼻干口渴，自汗胸痞烦满，时复呕逆，日晡（申时）发作，病经四日。大便两日未解，溺黄，脉象弦实，舌苔粗白，症属少阳初传阳明经症。故方拟柴胡石膏汤主治，服一剂药后见微汗，胸次舒适，寒热已轻，鼻干口渴头痛身疼未有明显的减退，苔薄白有津，大便已行，小便淡黄，眠睡不宁。原方加桂枝一钱、葛根三钱，服两剂后，各症大为减轻，但觉尚有轻度寒热往来，脉象弦数而细，转用小柴胡轻剂一剂后而痊愈。

柴胡石膏汤：见本书"三、临症验方歌诀"中的介绍。

按：本方药解已阐明于前数例。本例因少阳证未解，而兼见头疼身痛鼻干口渴不得眠之阳明经症，故加生石膏之辛寒以清胃热。两症并治，为表里兼施之法。

病例十二

谭××，女，20岁，恭城龙岊村人。学生。

时在初冬，患头晕胸满呕逆，口渴引饮，微寒热往来，小便不利，病经五日，未经医治。苔黄淡薄而滑，脉弦。症兼表里，内有水积，外感表邪。遂拟柴苓汤（即小柴胡汤与五苓散合用）两解之法，一剂后小便转常，呕止渴减，唯觉头晕，寒热尚未悉除。以原方加天花粉一服后而痊愈。

柴苓汤加味：柴胡五钱　黄芩三钱　半夏三钱　大枣二钱　天花粉三钱　生姜钱半　猪苓二钱　桂枝钱半　白术二钱　党参二钱　木通二钱　泽泻三钱　甘草一钱

按：本方以小柴胡汤解半表半里之热邪，五苓散渗泄内蓄之水积，表和内畅，其病自除。此方运用范围广泛，若能在临床审症而加以化裁，效验良好。但不可固执一端，应该注意的必属表邪阻滞气机，致水液不行而渴，始可化气行水也。若遇夏秋热霍乱之口渴者不宜，慎用之。

病例十三

陈××，男，中年，恭城乐湾村人。业商。

患者素有积热，喜食油腻，时值孟冬，初起头痛口渴，寒热交作，面红目赤；次日左腮红肿胀痛，无汗鼻干，舌白苔粗，脉象滑实。此属胃有积热，外感风寒，太阳表邪未解，复传阳明。法当解肌表清胃热，消风散结图之。拟予柴胡葛根汤，一剂后得汗，再用三剂得安。

柴胡葛根汤：柴胡五钱　葛根四钱　生石膏八钱　天花粉三钱　黄芩二钱　牛蒡子二钱　连翘三钱　桔梗二钱　升麻八分　甘草一钱

按：本方葛根解太阳阳明肌表之热邪，柴胡平少阳半表半里之热邪，生石膏清胃腑之积热，牛蒡子、连翘清心解结，天花粉生津止渴，甘草合诸药而清里热。故得汗则表里之风热自除矣。

病例十四

骆××，男，44岁，恭城高坡屯人。业农。

患寒热，心烦目痛，鼻干口苦，耳聋不眠，无汗已经三日。家贫无力延医，就余（林岑楼）家诊治。舌白根黏腻，脉象弦紧而数。此系三阳并症之候，以透表解肌之法，投柴葛解肌汤一剂，各症减轻，继用两剂而痊愈。

柴葛解肌汤：葛根四钱　白芷二钱　柴胡三钱　姜活二钱　生石膏六钱　黄芩三钱　白芍三钱　桔梗二钱　甘草一钱

按：本方葛根、白芷可解阳明之病邪，姜活解太阳未尽之邪，柴胡解少阳初入之邪，佐生石膏、黄芩者，以除诸经之邪而清阳明。又以白芍敛诸散药，而不令过汗。桔梗载药上行三阳，甘草和诸药通调表里，丝丝入扣，故奏效神速。如能正确掌握辨证论治运用，则效如桴鼓。

病例十五

林××，男，18岁，恭城满塘村人。业农。

初起恶寒热，头痛汗出，胸胁支结，渴而不呕，小便不利；舌白苔黄，诊其脉浮弦。初认为系太阳阳明症，予以葛根汤一剂，无汗，胸胁支满加剧，渴而欲呕，脉舌如前。遂改拟柴胡桂姜汤一剂。药后微汗出，舌淡，渴呕消失，寒热已退，胸区畅适，小便通顺，脉象浮缓。仍依前方加人参一剂后获痊愈。

柴胡桂姜汤：柴胡六钱　桂枝二钱　干姜钱半　生牡蛎六钱　天花粉三钱　黄芩三钱　甘草一钱

按：本病拟予初服之方，不但无效，且反剧增。细审此症，胸满支结，寒热往来交作，脉弦为太阳之邪已传少阳，症为太阳、少阳二经合病。故即改拟柴胡桂姜汤两剂后得安。由于病经一周，法当表里两解，方合圣法。前方之误，乃由辨证稍粗，毫发之差，成千里之失。桂枝解太阳肌表之邪而和营卫，柴胡解少阳之表，加生牡蛎以解少阳之结，干姜可散往来之寒，黄芩佐柴胡以除往来寒热，制干姜辛热不燥而止呕。故药症相符，投饵之，则病除矣。

病例十六

陈××，男，32岁，恭城乐湾村人。业商。

患伤寒一周，前医阴阳表里未分而误下，致里虚表伤，胸满烦惊，小便不利，大便硬结，周身疼痛，时复谵语，脉象细数。此症误下后，正气耗而邪入里，而复外扰三阳之逆候。法当以柴胡加龙牡汤救逆。两剂后，两便通畅，皮肤黏润似汗，谵语烦惊已除，寒热已罢，身痛大减，神智清晰，脉转缓弦。投原方半服加甘草、竹叶，两剂后得安。

柴胡加龙牡汤：柴胡三钱　人参三钱　半夏二钱　大黄（后下）四钱　茯苓三钱　生龙骨八钱　生牡蛎八钱　铅丹一钱　桂枝钱半　大枣二枚　生姜（引）适量

按：本方君以柴胡者，以通表里之热邪而除烦满，并以人参、半夏佐之，生姜大枣以通津液，龙骨、牡蛎、铅丹收敛神气，镇惊为佐，茯苓渗利而行津液，大黄逐胃热而除谵语，桂枝以通阳行气，解身重错杂之邪。本方为仲师伤寒救逆之法也。如无腹满便硬谵语者，慎用大黄。

病例十七

罗××，女，28岁，恭城孟家厂人。业农。

妊娠时值夏月，患寒热往来，一日一发，先寒后热，每日均在午后，发作时口苦而渴，汗出胸闷，胁满头眩，胎动不安频发，食少心烦，脉象弦滑。余（林岑楼）认为其妊娠阴虚火旺，外邪客于少阳。治以柴胡知母汤两剂。服药后寒热轻，脘闷胁满支结随之宽畅，唯食欲不振，口苦未除。仍嘱照前方继进一剂，各症悉除，胎安食进。续拟柴胡四君汤两剂后得安。

柴胡知母汤：柴胡二钱　知母钱半　党参钱半　黄芩钱半　当归钱半　白术钱半　甘草一钱　生姜、大枣（引）适量

按：此为滋阴养血清火之法，亦为妊娠血虚火旺之安胎要方。此症本属阴血虚损，外邪乘虚而入，客于少阳半表半里之间。经云："邪之所凑，其气必虚。"方中君以柴胡解少阳之热邪，疏肝开郁，升阳解热，又为疟疾特效之品；当归补血养阴；知母补水滋肾泻火；黄芩苦寒治在里之风热。正气不足，脾运不常，党参、白术、甘草补中除湿，使以姜、枣者，和味通阳。经云："上焦得通，

津液得下，病因万和。"

病例十八

陈××，女，25岁，恭城满塘屯人。业农。

素体阴虚，月经失调，偶感风寒，月信适潮；紫暗夹块，烦心，寒热往来，唇干颊赤，日静夜剧，舌红苔少，脉象弦细而数。此症系血虚火旺，外感寒邪，郁结化热，热入血室所致。治当补血和阴，升阳转枢，安肾泄心火。拟予加味地骨皮饮。服药后两剂后得微汗，寒热已罢，夜卧得安，脉象转缓和，唇润舌淡，但月经尚未畅利，色鲜，继以原方连进两剂后，诸症已平。

加味地骨皮饮：柴胡四钱　地骨皮四钱　牡丹皮三钱

四物汤：见本书"三、临症验方歌诀"中的介绍。

按：本症为血虚火旺，外感风寒，郁遏化热，并于阴分，以致内外合邪，伏于厥阴少阳之间，肝气不调，营卫不和，往来寒热如疟。方用四物汤养血和阴，以泄厥阴之郁热；柴胡升阳转枢以疏少阳肝木之郁结；地骨皮清中火以安肾，补其母也；牡丹皮清神中之火以凉心，泻其子也。阴阳协调，五志安静，正复而邪自除矣。

病例十九

李××，女，45岁，恭城化育村人。业农。

身体虚亏，有咳疾病史，秋月忽感外邪，时有寒热，胸脘闷而咳，前医发汗不解。病经八日，症见热多寒少，定时发作，咳痰呕逆，口苦淡，头昏目眩，咽干口渴而饮少，溺赤便秘。舌白滑腻，两旁呈条状黄苔。此系本体素虚，湿困痰凝，外邪不去，传入少阳，内外合邪而症乃成。拟予清脾饮于发作前后一时许，分两次服用。服药后，寒热随减，胸次已舒，呕平，小便增多，色转黄淡；舌红薄无湿浊之象，脉象缓弦。仍将原方倍加柴胡，去黄芩，加人参，服两剂后诸症悉退，唯食欲不振，继用柴胡、六君汤收功。

清脾饮：青皮二钱　草果钱半　川朴二钱　白术三钱　柴胡五钱茯苓三钱　黄芩二钱　半夏二钱　生姜二钱　大枣钱半

按：疟疾之成，属于痰积居多。本例原有痰咳病史之旧因，复为外感风寒邪气之诱导，内外合邪，伏于少阳、三焦膜原之间，邪气一触即发，故有定时；入则并于阴而与阴争则寒，出则并于阳而与阳争则热，热多寒少，正气尚未甚虚也。故此方中初不用人参，恐其助邪也。以青皮、柴胡平肝破滞，生姜、川朴下气行痰，茯苓、黄芩清热除湿，白术、甘草调中健脾，加草果以入太阴而除痰，故名清脾。后方倍加柴胡者以清未尽热邪；去黄芩者，恐过服苦寒而伤胃气；加人参者，因邪正俱虚，意在扶正而邪自除。而六君之用，义为益中培土返本还原以达康复之目的。

病例二十

余××，男，30岁，恭城高州屯人。业农。

患伤寒五日，寒热往来，胁下满结，呕吐不已，口苦而渴引饮，头眩，心烦，梦语，时复汗出，溺赤便秘，舌白粗垢根黄，脉象弦实。此为少阳之邪，初传阳明胃经，法当表里两解。拟予大柴胡汤一剂，分两次温服。初服，心下烦热，胃气上冲欲呕，不得吐；二时许再服，少顷得微汗，气渐平而呕止，腹部上下攻痛，移时大便一次，先结后稀，色老黄夹燥粪，量颇不少，胸胁舒畅，头眩随之减轻，睡亦渐安；舌白苔薄转润，口渴止，小便欠利，脉象浮弦。转拟柴苓汤（即小柴胡汤与五苓散合用）两剂后告痊愈。

大柴胡汤：柴胡六钱　半夏三钱　黄芩三钱　白芍三钱　枳实三钱　大黄五钱　生姜二钱　大枣二钱

按：此方系解表清里之法。柴胡清少阳表邪，从微汗而解；大黄、枳实清初传阳明胃腑之热邪，使从大便而下，表里通畅，阴阳乃和，故能收到特效。余（林岑楼）常用治二阳下利，具有奇效。

病例二十一

杨××，女，65岁，门诊号20763号。

1960年3月21日初诊。主诉：昨日起发烧，畏寒，头痛，咳嗽，口渴，有些力乏，二便正常。脉浮数，舌淡白，体温39.3℃。予处方一水煎服用。

处方一：苏叶钱半　柴胡三钱　葛根三钱　天花粉二钱　桑叶三

钱　荆芥二钱　芦根三钱　薄荷钱半　浙贝母二钱

3月22日，热已减退，头痛咳嗽均减轻，口渴减，脉转缓，体温37.4℃。予处方二水煎服用。

处方二：葛根三钱　柴胡二钱　连翘三钱　牛蒡子二钱　桑叶三钱　芦根四钱　浙贝母三钱　荆芥二钱　杏仁二钱　薄荷钱半

3月23日，各症均减轻。予处方三水煎服用。

处方三：苏叶二钱　杏仁三钱　前胡三钱　葛根三钱　防风二钱　薄荷二钱　枳壳钱半　浙贝母三钱　甘草钱半

3月24日，仍有些恶寒、头晕、咳嗽征象。予治疗处方四水煎服用。

处方四：半夏二钱　茯苓三钱　浙贝母三钱　柴胡三钱　青皮钱半　薄荷一钱　白术二钱　杏仁二钱　桂枝钱半　黄芩二钱　甘草一钱

3月25日，服处方四后各症大减向愈，仍予处方四加旋覆花三钱水煎服用后痊愈。

病例二十二

凌××，30岁，男，门诊号22317号。

某年3月22日初诊。主诉：自本月19日起发寒热，汗多，头痛，咳嗽有痰，气喘，小便黄。予处方一水煎服用。

处方一：葛根四钱　连翘三钱　柴胡三钱　桑皮三钱　荆芥二钱　前胡三钱　芦根四钱　泽泻二钱

3月24日，各症略减。予处方二水煎服用。

处方二：葛根三钱　杏仁三钱　浙贝母三钱　瓜蒌仁三钱　荆芥三钱　薄荷三钱　芦根三钱　桑叶三钱　地骨皮三钱　旋覆花三钱

3月25日，咳嗽、头痛均减，仍予处方二加桂枝一钱水煎服用后痊愈。

病例二十三

黄××，女，24岁，门诊号17459号。

某年3月26日初诊。主诉：鼻塞，流涕，头晕，畏寒热，咳嗽，口渴。予以下处方水煎服用。

处方：荆芥三钱　柴胡三钱　前胡三钱　薄荷一钱　苏叶二钱　葛根四钱　天花粉三钱　黄芩二钱　连翘三钱　牛蒡子二钱　芦根四钱

3月28日，服上方后各症减轻，仍予上方加瓜蒌仁二钱两剂水煎服用后痊愈。

病例二十四

黄××，女，46岁，门诊号18968号。

某年4月6日初诊。主诉：前天起肩背胀痛，微恶寒发热，晚尤甚，头两侧痛，咳嗽，口干，小便黄且有热感。予处方一水煎服用。

处方一：地骨皮四钱　生地三钱　葛根四钱　天花粉三钱　连翘三钱　银花三钱　芦根三钱　薄荷一钱　甘草一钱

4月7日，寒热已罢，头痛止，口干减轻，仍有咳嗽。予处方二水煎服用。

处方二：前胡三钱　桑皮三钱　葛根三钱　连翘三钱　旋覆花三钱　薄荷三钱　地骨皮三钱　甘草三钱　生姜三钱

4月8日，咳嗽减轻，余症已除，予处方二两剂继续水煎服用后痊愈。

病例二十五

焦××，男，61岁，门诊号21587号。

某年3月23日初诊。主诉：几日来咳嗽有痰，头晕，汗出，恶寒发热，喉痛，口苦，小便黄，大便正常。体温39.7℃。予处方一水煎服用。

处方一：柴胡三钱　黄芩三钱　半夏二钱　地骨皮四钱　枇杷叶三钱　青蒿二钱　浙贝母三钱　天花粉三钱　知母三钱　桑皮三钱　芦根四钱

3月24日，热退，痰多，仍咳，汗出，小便短黄，脉弦实。予处方二水煎服用。

处方二：柴胡三钱　葛根三钱　黄芩三钱　地骨皮三钱　青蒿三钱　知母三钱　生石膏三钱　桑叶三钱　芦根三钱　枇杷叶三钱

3月25日，热已轻，小便转好，微恶寒，仍有些咳。予处方三水煎服用，两剂后痊愈。

处方三： 柴胡三钱　黄芩三钱　半夏三钱　瓜蒌仁三钱　地骨皮三钱　浙贝母三钱　桑皮三钱　青蒿二钱　茯苓三钱　甘草一钱

病例二十六

张××，女，16岁，门诊号24309号。

某年3月22日初诊。主诉：一星期来发热畏寒，咳嗽，有痰难咯，喉痛，鼻出血，小便黄，大便几日不解，口干欲饮，胃纳欠，扁桃腺红肿，脉浮数。体温39.3℃。予处方一水煎服用。

处方一： 葛根四钱　桑叶三钱　枇杷叶三钱　茅根四钱　地骨皮四钱　天花粉二钱　连翘三钱　麦冬二钱　黄芩二钱

3月23日，体温37.4℃，仍有些咳嗽，鼻衄血，喉痛。予处方二水煎服用。

处方二： 葛根四钱　生石膏六钱　知母三钱　茅根三钱　栀子二钱　薄荷一钱　瓜蒌仁三钱　旋覆花三钱　茯苓三钱　猪苓二钱　甘草一钱

3月25日，热已退，咳嗽减轻，鼻衄止，口干欲饮。予处方三水煎服用。

处方三： 葛根四钱　生石膏六钱　知母三钱　茅根三钱　栀子二钱　薄荷一钱　瓜蒌仁三钱　旋覆花三钱　茯苓三钱　猪苓三钱

3月28日：服上药后症状减轻，向愈。予处方四水煎服用后痊愈。

处方四： 桂枝一钱　茯苓三钱　白术三钱　猪苓三钱　木通二钱　防己三钱　枇杷叶二钱　桑皮二钱　地骨皮三钱　大腹皮三钱　甘草一钱

（二）杂病类

1. 痢疾类

病例一

黄××，男，16 岁，恭城西岭乡人。学生。

秋初患赤痢，曾经以中草医治疗半月未愈，后到余（林岑楼）处诊治。自诉病因及治疗经过情况：暑期放假回家，正值农忙，每日均去牧牛，常在炎暑烈日下，且以溪水为伴，又过食生冷食物。一日入夜腹痛，水泻三次，为老黄色水汁，次早欲便不畅，腹区胀痛，大便量少，夹有红白黏液，即日延医诊治，以痢疾套方为调气行血之剂，不效。更延草医竟用收敛之逃军粮根（岗稔根）和金英根煎服，益加胀闭，腹痛加剧，每日大便三十余次，大便色纯红。又用下泻去闭之药，后大便两次，稍觉舒适，后仍如故，病情日益恶化。望诊：面色黄垢，唇赤燥，舌质红绛，口苦厌食，闻诊口臭，小便短赤，诊其脉，沉实而数，沉为在里，实数为热；胃为血海，为客热所迫，气为所乱，血海受损，肝火奔逼，故下注脓血，上虚不能生金而肺失其清肃之令制节之司，肝气下迫，敛收不能，故表现里急后重、腹痛之症。盖痢疾之病理机制，非独责之脾胃，而肝肺亦有与焉。遂予排红饮主之，两剂后症状减轻，大便次数亦少过半，胀痛甚微，继进三剂后得痊愈。

排红饮：马齿苋（用叶）三两、生蜂蜜一两五钱，分三次冲服。该药又治小孩疳痢，煮粥食之甚效，还可以治风热牙痛，生嚼含之亦有效。

按：此方的马齿苋味辛酸，性寒，具有辛而不散、酸而不收之用，且能开郁平肝、泄热清血以为君；以蜂蜜补土清金，滑肠利便缓中为佐。盖热去，则肝气调达，血不妄行，便脓止，肝经气旺，清肃之令自行，上下调和，子母得安，而腹痛后重之疾自除矣。

马齿苋生于肥沃之地上，随处均有（菜园地里较多），便于采取，不妨试用。

病例二

吴××，男，19岁，恭城西岭乡人。业农。

秋季患伤寒痢，历时十余日，初起感受表邪，发热恶寒，大便两日未解，前医误下遂利不止，兼见红白黏液，里急后重，腹区急痛，汗出，头晕，口渴，面垢食少，大便日夜无度，小便涩少，舌绛，脉象数促。脉法云：数中时止为促，盖数为热，而促又为热之极也。遂拟仲师葛根芩连汤加味主之，依法先煎葛根，后入诸品，一剂后得微汗，寒热已罢，下痢疏少，其脉略畅利，而无促象，该病已有向好的转机；继进两剂，全身症状改善，大便日夜只行五至七次，无后重胀闭感觉，能食知味，舌被薄白苔，唯觉小便欠利，疲倦肢软。继以柴苓汤两剂后，二便调和，日渐恢复健康。

加味葛根芩连汤： 见本书"三、临症验方歌诀"中的介绍。

柴苓汤： 即柴胡五苓散合剂。

按： 此症本系外感风寒之邪，前医误下伤里，肠胃虚损，外邪乘虚而入，致伤气血而化热下迫，遂下痢不止，故用葛根以清未尽之表邪，黄芩、川连之苦以泄之，且黄芩、川连、甘草为治痢之要药，更使以荆芥炭者，用以入营搜风逐邪止痢。解表里，和营卫，内通外畅，病自除矣。

病例三

林××，23岁，恭城满塘村人。业农。

结婚三年，初娠三个月，腹痛下痢红白，两旬未愈，来余（林岑楼）处就诊。诉日夜泻十余次，大便红多白少，黏涩不畅，里急后重，小便赤数而短，少腹挛急而阵痛，胸胁烦满厌食按之稍舒，头晕疲倦，面黄且有浮意，口苦唇燥，舌红苔黄，脉象弦滑。方拟加味当归芍药散，日夜三服，每服四杯，以白开水调下。次早又复来诊，诉昨晚服药后，腹痛已减，下痢亦疏，并有大粪夹来，小便畅利，但脉舌尚无变化。继服两日。第三次来诊，下痢次数减半，腹痛挛急基本消除，只觉稍有不适之感，大便尚有少量白色黏液夹杂粪中，无胀闭情况，唯头晕疲困尚未消除，脉呈现虚缓之象，仍照原方加柴胡一味三剂后竟获痊愈。

加味当归芍药散：见本书"三、临症验方歌诀"中的介绍。

2. 飧泻

陈××，男，4 岁，平乐县城郊外南岸洲人。

1956 年 4 月因患腹泻三日，到专区医院进行西医治疗检查，以急性肠炎论治，两日未效，即转中医科就诊。诊见其形气羸瘦，疲倦神少，下痢无度，水谷不分，面青肢冷，唇干口渴，进食欲吐，烦躁不安，舌红根黄，脉象弦，指纹淡红。知其脾土素亏外伤风邪，合肝气而侮土，脾受克制，健运失司，水谷不分。经云："清气在下而成飧泻。""春伤于风，夏必飧泻。脾主肌肉，肌消肢冷，势所必然。"法当滋水涵木，使阳不亢，补土培中，脾气自复，拟理中地黄加减方治之。两剂后得安，继以五味异功散收功。

理中地黄加减方：白术　干姜　甘草　党参　熟地拌砂仁　淮山　泽泻　云苓　山萸肉　莲米　乌梅炭　桑叶

3. 湿泻

黄××，男，40 岁，船家人。

泄泻日久，经多方治疗罔效，船泊为家，沿江生活，就诊于平乐专区人民医院中医科。自述腹泻年余，反复发作，累累如是。肠鸣则泻下，便色淡黄溏薄，完谷不化，小便频数，少思饮食，面色黄，舌润苔滑，脉象软数无力，虚症俱见。此乃由于脾胃欠虚，湿邪伤人，饮食失节，下元虚耗。经云："湿伤于下。""肾者，胃之关也。"症本火亏不能生土，土虚无以生金，肺主百脉之气，脾主化生之本，肺失治节，脾失斡旋，中土困于阴湿，焉能散布诸阳，故甚则濡泻，下注于二阴，如久雨淋漓，土为水浸，不养万物。法当益火之源以清荫翳，日照当空，万物长养。故以固肾温脾祛湿之加味四君、四神合剂投之。一剂见效，五剂后已痊愈，继以八味丸巩固疗效。

加味四君、四神合剂方：党参　茯苓　白术　补骨脂　熟地　肉豆蔻（去油）　白芍　诃子　吴茱萸　小茴香　制附子　陈皮

4. 脾肾泄泻

康××，女，53 岁，恭城保靖乡人。操持家务。

患腹泻，日久未愈。经前医治以胃苓、泻心等剂，愈而复作，缠绵不休，遂邀余（林岑楼）往诊。诊见其形体羸瘦，倦怠少食，神疲嗜卧，面色黄暗，喜暖恶寒，腰区困痛，舌淡苔少。自诉每晚五鼓或近天明时，肠鸣下利两三次，质为溏薄，色如泥浆，腹中隐痛，脉象软弱，两尺尤显，右关独见浮缓。此系肾火亏微，不能生土，脾肾两亏，子母俱病，肾为阳中之阴，脾为阴中之至阴，故五鼓下泻。且脾为土主信，故下利则有定时。法当温脾扶中，补火壮阳。拟以加味四神丸主治，益火生土，运化有权，土旺金清，治节令行，脾得升，胃得降，中土和畅，清浊已分，水火各安其宅，下痢自愈。

加味四种丸：补骨脂、肉豆蔻（去油）、吴茱萸、五味子、大枣、生姜、白术、制附子、人参、粟壳、米糊各适量，制成丸，每日两次，以淡姜汤送下。

按：此方补火生土，以治受病之本，崇土生金，以治受病之原，标本并治，两得其全，又因久病致虚，故用丸剂图之也。

5. 湿热下利

黄××，男，12 岁，船家人。

泻利旬余，医治无效。船泊平乐上关，遂到专区医院中医科门诊治疗。其父代诉，初起微有寒热，干呕腹泻，完谷不化，腹痛时发，肠鸣，心下烦满痞鞭，乃胃中空虚，客气上逆于胃口，致痞满干呕心烦。下痢完谷者属于热也。经云："暴注下迫，皆属于热是也。"此非暖脾利水所能疗，故法仲师甘草泻心汤与之。服两剂后得安。

甘草泻心汤：甘草　半夏　黄芩　川连　干姜

按：本方以甘草之甘，补中缓急，半夏辛温降逆止呕；黄芩、川连之苦降，泄阳陷之热痞；干姜之温，散阴凝之虚痛也。

6. 痼冷泄泻

唐××，男，48岁，沿江船家人。业渔。

患泄泻流连不愈，自行到平乐专区医院中医科门诊。自诉：腹泻经年，发作无常，脐腹冷痛，下利清谷，四肢厥逆，面色晦暗，时复清涎上泛，脉沉微而迟，舌苔白腻。如遇气候变迁，感非时之气，一触即发，迭经中西医治疗无效。忖思患者，素以捕鱼为生，日间劳累，晚上露宿，为寒冷之邪自表入里，一时不能诱发，继而深陷，伏于经络、脏腑所致。据诊断所见，久泻未愈，亦无表征，属于陈寒痼冷之里征无疑，当急救里。依仲景四逆汤法主之。温经散寒调和阴阳论治。进汤药五剂，腹痛肢厥缓解，唯下痢未除，脉象应指有神，仍守原方加肉桂蜜丸调治，月余获愈，后不复发。

四逆汤：甘草　干姜　附子

按：本方君甘草者以其味甘平，经谓寒淫于内，治以甘平，功能却阴扶阳故以为君；臣干姜者以其味辛热，谓寒淫邪胜，治以辛热，功能遂寒邪气，故以为佐；使附子者，谓其味辛温大热也；加肉桂者，助干姜以扶心阳，天地交泰水天合德，阴阳平衡而中自安。制以丸者，病久宜缓图之。

7. 霍乱

张××，男，40岁，恭城西岭乡盘岩村人。业渔。

夏月患吐泻一日，晚上突发腹中绞痛，少顷吐泻交作，下利清谷，如米泔水，汗多眼塌，手足冷过肘膝，肢厥抽筋，色见青筋，肌消肉脱，口渴唇淡，小溲短涩，裸衣欲卧水中，声音低微，烦躁不安；舌苔黑而滑，脉象沉微欲绝，其势危殆。窃思患者平日常浸冷水中，水湿之邪，伏于太阴之分，此太阴中寒之候，偶感乖戾之气，引动伏邪，致中焦气乱而为上吐下泻，而反渴引饮；裸衣欲卧水中者，此《黄帝内经》所谓，阴极盛似阳，寒极似热，阴盛于下，阳浮于上之危候。如不依仲圣温经救阳之法，殊难挽回。故急用附桂理中加姜、炒川连五分以为反佐，即经所谓寒因热用也。浓煎冷服一剂，并外用水辣柳煎汤熏洗四末（四肢）。用药后，泻呕渐平，烦躁抽筋随之减轻，亦可进糜粥一碗，后泻下得止。经云："浆粥入胃，泻注止。则虚者适是也。唯脉未复厥未回。"继以通脉四逆汤两剂后，脉得渐复，四肢转温，各症已趋和缓，转危为安。唯口渴溺短，后改用参麦散加附子、干姜两剂后幸获告愈。

通脉四逆汤：即四逆汤加葱白。

加味参麦散：人参　麦冬　附子　干姜　甘草

8. 痰咳

杨××，男，3岁，河北人，住广西大学，门诊号12961。

某年7月22日初诊。代诉：汗多，咳嗽有痰，历时两年，时愈时发，眼睑浮肿，经西医治疗日久无效。症见咳嗽痰多，眼浮肿，经常流汗，面白唇淡，舌净苔少，指纹呈水形，脉象虚浮，大便不实，小便涩少，食纳不振。余（林岑楼）认为土虚不能生金，肺气虚弱，聚液成痰犯肺而为咳痰，卫阳不能外固而汗出。病标在肺，病本实在脾也，法当补土生金潜阳为治。经云："虚则补其母是也。"予处方一水煎服用，两剂后咳痰减少，二便转常，食纳稍增，唯汗出未已。

处方一：白术二钱　淮山二钱　百合三钱　五味子一钱　煅牡蛎钱半　茯苓三钱　桂圆二钱　浮小麦三钱　桂枝五分

7月25日复诊，给予原方加阿胶（烊化）一钱以育阴，三剂后告愈。

按：白术、淮山补土生金，茯苓渗利祛痰，桂圆、阿胶滋阴养血，百合色白入肺固金，煅牡蛎潜阳化痰敛汗，五味子之酸收敛阴，浮小麦之轻浮以行阳气，又得桂枝辛温走表，调和营卫，气机流畅，生机自复，而痰咳汗出之症可除矣。

9. 肺燥咳喘

梁××，男，28岁，恭城保靖村人。业农。

时在初秋，患咳喘时历两个月。初觉头痛，伴有寒热咳逆，前医治疗，过服利气豁痰辛温之品，恶寒虽罢，唯咳逆加剧，痰黄黏滞难咯，头疼咽干，溺赤便秘，右颊时现红赤色；唇燥苔黄，诊其脉沉浮数，右寸为显。其人烦躁难寐，多梦盗汗，余（林岑楼）认为前医过用辛温，且时值初秋金气未盛，复被辛温劫夺津液，故导致肺燥之症。遂拟以清金饮清心肺、育阴液、利痰、镇咳为治。两剂后大便已行，先干后稀，色老黄味臭，气平咳顺，痰稀易咯，头痛顿失，唇舌转为淡润，汗止能寐，唯梦仍多，脉象浮滑近缓。仍予原方去火麻加连翘沙参三剂后，全身症状缓解，转拟麦味地黄两剂后告愈。

清金饮：见本书"三、临症验方歌诀"中的介绍。

按：此症内蕴热邪外感风寒，而邪之侵入肺先受之，肺本恶寒，又咳嗽多属形寒饮冷。前医初以辛温散寒利气祛痰而止咳，本属适当，应以外邪去后，则宜益气养液以治内，良由过服辛温，精液被劫，而肺又为娇脏，不碍干燥，用药不当，差毫厘失千里，则变化百出。故本方以养阴滋液为主，以利痰镇咳为佐，两剂后得轻，五剂后诸症若失。良由古人治病，从整体观念出发，掌握客观发展规律，使用方药无过之无不及。经云："医得为度，庶不致偾事也。"

10. 劳咳

向××，男，24岁，西岭乡人。业农。

患咳嗽潮热，面赤，自汗、盗汗，时复寒热，日晡为甚，喉燥声嘶，口渴唇裂，烦躁不寐，舌红带光刺，久医不效，历时经年，日益消瘦。诊其脉沉细而数；食少便秘溺赤，按患者素本阴亏，兼之劳累过度，阴火内动，肾水被劫，水亏不能制火，火灼肺金，清肃之令不行，制节失权，久咳伤肺，则金破不鸣，然声音不出，应责之于肾，以肾系络于舌本也。正气不守，津液外泄而为汗，肾水亏虚，真阳不潜夹心火上冲，以致口赤夜热。法当滋阴壮水以制火，清金以平木，俾上下气治而阴阳自调。方拟鳖甲清骨饮三剂后，潮热汗出咳喘有显著减轻，晚睡稍宁，烦渴亦减，唯唇舌如前，二便仍未畅利。复诊其脉，中取细弦略缓，沉候阳抟阴虚，前后合参，该病已有良好机转。照原方加龟板、五味子潜阳益阴，三剂后阴液渐复，唇舌转润，潮热减，烦渴已除，声音渐复，二便通畅，能食知味，脉象较前稍见平缓。咳嗽虽减，但晚间睡觉喉干燥仍未尽除。改拟生六味加麦冬、五味子、款冬花，五剂后，症状基本消失，遂嘱其停药，注意清心寡欲，调养三个月告已告康复。

鳖甲清骨饮：见本书"三、临症验方歌诀"中的介绍。

11. 咯血盗汗

黄××，男，30岁，平乐沙子人。在南宁钢铁厂工作。

1930年曾患咯血、盗汗、虚劳症，赴恭城到余（林岑楼）处诊治。一诊，询其病因：初为憎寒壮热咳嗽，类似感受表邪，医者急投辛散劫阴之剂误治，遂变症为咯血盗汗，两颧潮红，头晕，午后潮热，清晨心情较为舒爽，午后烦躁，微渴，胃纳稍欠，口苦；小便黄赤，大便不畅；舌质红绛苔少，欠津润，脉象两尺涩数寸口细浮。予处方一水煎服用。

处方一：生地五钱　熟地五钱　淮山四钱　地骨皮三钱　牡丹皮三钱　阿胶（烊化）二钱　萸肉三钱　泽泻三钱　茯苓四钱　麦冬三钱　桑叶二钱　知母二钱　鳖甲六钱　石斛三钱　海浮石四钱

二诊：处方一连服五剂后，血止，咳减，盗汗少，潮热减轻，余症如前。继予处方二，参照处方一去海浮石、阿胶、熟地，加胡黄连二钱、银柴胡二钱，继续水煎服用。

三诊：处方二继进五剂后，前症续减，大便畅，小便转黄淡且长，脉转缓略长。

四诊：依处方二再加沙参，服用三剂后，诸症基本消失，唯觉晚睡不酣，梦多惊悸，疲困神少。

善后处方：天王补心丹、归脾汤照古方，量减半，早上服归脾汤，晚上服补心丹。依该方调治半个月已告痊愈，终不复发。

按：患者职业为铁工，终日炭火熏蒸，内伏热气，毛窍松弛，风邪侵入，内外合邪肺先受之。而前医投以辛散表邪宁嗽之品，肺阴被劫，肾水日竭，阴火逆冲随心火上刑肺金，致使肺失其制节之权，血不能循行经而上犯，肺主皮毛，肾主开阖二脏之机能失职，而津液不守外泄而为汗。阳津既耗阴液益伤，虚劳之症成矣。方中主以地黄汤加用清金养肺之品，正如太朴所注：壮水之主，以制阳光。金水相资，不止嗽而嗽自止，未止血而血自宁。治疗十余日，各症消失，继予养心益脾之剂以善其后，调养两个月后恢复健康。

12. 瘰疬

庞××，男，32岁，广西工业干校职工，门诊号 2680。

患口腔溃疡伴有颈淋巴结核，到医院门诊治疗。主诉：口腔溃烂，剧痛灼热，颈项结核，口角流涎胶黏成丝状，食物困难，大便秘结，小便数赤。口腔检查：扁桃腺红肿，上腭糜烂，颈项硬结如枣大，时复发热，脉象细数，尺部沉实，此为阴虚火炎之症，应以育阴清热为治。遂用验方养阴清肺加大黄、牡蛎、连翘一剂，随症加减，三剂后愈半。后以调护为主，经三个月而愈。

养阴清肺加味：生地　牡丹皮　麦冬　杭白芍　浙贝母　玄参　薄荷　生牡蛎　连翘　大黄　甘草

按：本方以生地者清血养阴，麦冬滋阴，杭白芍敛阴，牡丹皮泄心中之火以清肺，薄荷轻清上浮，领药力以益水之上源为使。加连翘者助牡丹皮入心；加牡蛎者，功能软坚，潜阳化痰消结；加大黄者以泄大肠之热邪，肺与大肠相为表里，亦所以治肺也。

13. 脘痛

刘××，女，33岁，广西农学院职工。

患胃病，经中西医检查治疗，按胃溃疡治疗，均无显效，时历年余，遂于 1959 年转至我院门诊。一诊，自诉：胃痛日久，时作时止，大便不调，数日一解或一日数次，黄黑夹杂，溏结相间，纳食减，且食后时许，嗳气吞酸，胸胁不适，按之略舒，发作时均于下午较甚；舌苔黄滑边红，面色苍暗，脉象涩而近弦，右关浮滑。此为饥饱失常，劳倦伤脾，厥阴肝气横恣。肝气升而胃气少降。查前医俱以辛温香燥之品，肝血益耗，胃阴益竭，谷食难化，摩擦日久，胃之黏膜致损而溃烂，故见症如是也。经云："肝苦急，急食甘以缓之。治肝之体，宜以酸甘，治肝之用，宜以酸苦。"谨遵经旨，拟以抑肝平胃论治，予以下处方水煎服用。

处方：白术三钱　川朴三钱　陈皮二钱　川楝三钱　良姜二钱

瓜蒌仁三钱　木香钱半　丹参三钱　甘草一钱

二诊：胃痛背胀均觉减轻，但下午尚有些痛胀，余症如前，上方加川连二钱、香附二钱，继续水煎服用。

三诊：精神已复，胃痛背胀基本向愈，脉转缓和，继予二诊方三剂，可期痊愈。

按：此处方为除湿逐秽利气调中药品组成，治寒湿气滞之症颇为适合。确能按症投方，罕有未效者。

14. 胃脘疼痛

黄××，男，22 岁。

某年 11 月 12 日初诊，胃脘胀痛已数年，饭前、饭后更甚，嗳气吞酸，大便色黑。予以下处方水煎服用。

处方：沙参三钱　白术四钱　茯苓四钱　半夏二钱　橘络二钱
甘草一钱　砂仁三钱　吴茱萸钱半　良姜三钱

11 月 14 日复诊，胃脘痛减轻，胃纳欠佳，脉缓，仍予上方治疗。

11 月 27 日再诊，胃脘痛基本向愈，予上方加川楝四钱、丹参四钱，嘱其进三剂。

按：胃脘处经常疼痛，多为西医胃溃疡病，饭前后疼痛更甚，原由饮食不节，饥饱无常，甚或暴饮暴食，长期失养而成，为慢性疾病。六君子汤（沙参、白术、茯苓、半夏、橘络、甘草）乃是补气之剂，能够健脾益胃，增强人体生化之机，而用六君子汤加川楝、砂仁、吴茱萸、良姜有镇痛行滞之作用，气行不滞，而运化正常，脾胃则强，脘痛可愈。然饮食有节，少食酸辣、油腻、难化之食物，乃是本病不复发的关键。

15. 偏头痛

宋××，女，64 岁，门诊号 02096 号。

1959 年 10 月 21 日初诊。主诉：右边头痛已很久，右下胁无定处，痛如针刺，口干燥，睡不宁，大便四五日一次，干结，小便频数，天气热或心烦时头痛更甚。诊见脉浮紧带弦，舌苔黄燥。予处方一水煎服用。

处方一：当归四钱　川芎二钱　熟地四钱　白芍三钱　大黄三钱　芒硝（冲兑）二钱　竹叶钱半　炒栀子二钱

10 月 22 日，头痛减轻，当天早上大便两次，稍稀烂，脉缓，舌淡黄。予处方二水煎服用。

处方二：柴胡二钱　蔓荆子三钱　茯苓三钱　薄荷钱半　白芍三钱　细辛八分　黄芩二钱　当归三钱　木通二钱　甘草一钱

10 月 23 日，头痛止，仍觉微有头晕，口干欲饮，予处方二加天麻，嘱进四剂。

10 月 29 日，服完药后基本痊愈。后予处方三四剂水煎服用。

处方三：当归四钱　川芎二钱　熟地四钱　白芍三钱　细辛八分　黄芪三钱　蔓荆子二钱　藁本二钱

按：此病乃是由于阴虚、液燥，肝阳上逆而致偏头痛，因此心烦时痛更甚。同时阴虚则火更亢。所以，用四物（当归、熟地、白芍、川芎）活血补血，先用大黄、芒硝引热邪从大便而去，以栀子、竹叶、黄芩清其虚火，柴胡、白芍之类平肝阳。因此，阴血足肝阳不逆而头痛自愈。

16. 痛痹症

罗××，女，35 岁，平乐沙子区人。小商。寡居。

患痛风症，初起恶寒有汗，四肢酸麻，行动稍感疼痛，次早不能起床，腰部拘急，转侧维艰，下肢欠温，伸缩不利，疼痛难忍，大便秘结，小便数短，少腹胀痛拒按；舌质红苔白腻，脉象细数而浮。经前医治疗两日，病从恶化，询其月经情况，已过期十日未至（之前一向正常）。知为外邪浸入阻滞经络，阳明为病，宗筋失养，机关不利，且肾虚精竭，风湿之邪乘虚而入，营卫不和，邪郁经络，导致经阻痛风之症。按脉细数属在阴虚，浮为气弱，血赖气行，今阳气既虚，不能鼓动血液之运行，营养百骸；更不能祛除风邪，从外而解，以致风湿之邪潜据而作祟矣。古人云："治风先治血，血行风自灭。"法依王清任补阳还五汤加减治之。两剂后汗出，恶寒罢，大便一次，下肢痛减少，得温，腰区灵活，腹部痛顺，唯月信未潮，大便不畅。改拟黄芪四物汤加防己、大黄、桑寄生一剂后，大便两次，色黑黏滞，后下溏烂，时复有汗，能起床微坐。继以黄芪五物汤三剂后，经行诸症愈，一个月后恢复健康。

加减补阳还五汤：黄芪　当归尾　桃仁　红花　赤芍　淫羊藿
地龙　牛膝　大黄　防己　乳香　桂枝

17. 著痹

陈××，男，17岁，住广播电台宿舍，门诊号14446。

患痹症历时一周，曾经西医治疗数日无效，转至我院门诊。自诉：四肢麻痹、抽筋，晚上加剧，四末（四肢）厥逆，口淡身重，转侧维艰，体质营养中等。诊见舌白苔滑，脉象浮缓。此为脾经困于寒湿，中气虚弱失其运化之司，经络肌肉不荣，寒湿之邪，著而不去，遂成麻痹、痉挛、厥逆之症。方用归芪建中汤加味，培土补血，调和营卫。依古人所谓中央健、四旁和之旨。两剂后症状消失，五剂后已获痊愈。

加味归芪建中汤：黄芪六钱　当归四钱　桂枝二钱　白芍三钱
白术四钱　大枣三枚　甘草钱半　木香二钱　生姜三片　薏米四钱

按：痹症，古人认为属风、寒、湿三邪气侵人体而成，其中分三种类型：寒气胜者为痛痹，风气胜者为行痹，湿气胜者为著痹。余（林岑楼）认为该患者属于著痹类型。夫著者，留而不去之谓也。方中以黄芪、当归大补气血而养百骸，得白术之健脾除湿以调和营卫，甘草、桂枝、生姜、薏米安中、通络、去痹、散寒，稍佐木香入脾，为诸药使耳。

18. 麻痹症

段××，男，28岁，原籍湖南，住广西恭城县城厢。业缝纫。

初春，本村许姓家的狗已疯。一日，段某来余（林岑楼）家做工，清晨被疯狗咬伤右下肢，当时血出些少，顷间伤口闭，红肿灼痛强步到我家后，坐卧不安，恶寒壮热，下肢麻木，呕逆口干。知其中疯狗毒，急拟加味人参败毒散，配两剂。余家离城五里，嘱家人急去县城购药。即煎给服一次尽剂。少顷汗出，二时许，大便一次；先黑后黄稀臭，继呈黄红色水液，臭味减少，自觉汗出。便后全身轻快，寒热罢，伤口痛减，局部肿消，是晚宿于余家。次早，以银针刺破伤口，流出黄红色水液约一小杯。知其病邪已从内外两解，又照前方减大黄、加甘草一剂后，伤口自收，肿痛消失，三日后已恢复正常。嘱忌生冷、香、酸辣、油腻之物，以防复发。

加味人参败毒散：党参三钱　甘草一钱　云苓（茯苓）三钱　川芎二钱　姜活三钱　独活二钱　柴胡二钱　前胡钱半　枳壳二钱　桔梗钱半　柴竹根六钱　银花六钱

按：此症系中狂犬风热邪毒，由表及里，故症初见憎寒壮热，继而呕逆口干，下肢麻木，患处疼痛。盖病邪者，风也，热极生风之谓也。方中之姜活、独活祛太阳、厥阴表里之风邪而疗肿痛，川芎、柴胡行血升清，枳壳、前胡引邪下行而止呕，茯苓、甘草渗利、和中、安胃。柴竹色赤入血，其根入土最深，以入肝脾而逐风热，君以大黄以荡阳明胃之瘀热，从下而泄。主以人参者，扶正守中，冀其正复而邪自除矣。

19. 口腔炎合并淋巴结核

庞××，男，32 岁，广西工业干部学校职工，门诊号 02680。

某年 6 月 26 日，初诊。诊其口腔溃烂，左颈项淋巴结结核，喉间红肿，刺痛。予养阴清肺汤加牡蛎五钱、甘草钱半、连翘四钱，水煎服用。

6 月 27 日，复诊，口腔刺痛减轻，淋巴结核已全消，仍予上方处理。后告痊愈。

20. 肠痛（急性阑尾炎）

张××，女，30 岁。

1959 年 8 月 11 日就诊。自诉：8 月 10 日下午 4 时，脐区和右胁下缘突然剧痛。当时患者与其家属即到南宁专区医院治疗，注射镇痛药后，疼痛稍停，约一小时后仍痛不可忍，终夜未止。8 月 11 日早，遂进行各科会诊，经妇科、外科、内科诊查结果，确定为急性阑尾炎。患者即到中医院门诊部治疗。腹部触诊：脐区右侧拒按，右下胁屈伸不得，且有显著的压痛，阴道有红色血液排出，量不多。诊其脉弦实，舌质红苔少。据此认为大肠因积热、腐败之物聚积致成肠痈，西医之说阑尾炎也。先予处方一（大黄牡丹皮汤）水煎服用。

处方一：牡丹皮四钱　桃仁三钱　大黄三钱　冬瓜仁五钱　香附三钱　泽兰三钱　木香钱半　当归三钱

8月12日复诊，主诉：昨日服一次药后，腹部剧痛约20分钟，后继进第二次药，半时许大便速拉两次，稀烂老黄色。今早腹部疼痛已减，只觉腰腹胀，阴道分泌物仍不断排出。脉转缓而实，舌红。予处方二水煎服用。

处方二：前仁三钱　木香钱半　白芍三钱　香附二钱　冬瓜仁五钱　牡丹皮三钱　桃仁三钱　当归钱半

后继用处方二加减治疗，四日后即告痊愈。

按：造成阑尾炎的病因多种多样，如古代外科医案记载："肠痈者，皆湿热瘀血，流入小肠而成也。"又由来有三：一者，男子暴急奔走以致肠胃传输不利，败血浊气壅遏而成；二者，妇人产后，体虚多卧，又或坐卧艰难，用力太过，或产后失调，以致腐物停积于小肠；三者，饥饱劳伤，负重过劳，又或醉犯房劳，过伤精力，或生冷并进，以致血气乖违，湿动痰生，肠胃痞塞，运化不通，气血凝滞而成者，其中又当以瘀血凝滞为多。此例患者乃属于肠中有积热、腐败之物聚积于肠部，此即中医之肠痈是也。根据此病运用加减大黄牡丹皮汤具有清热、清肠、泻下、去瘀积之功，大黄能荡涤大肠之结热，桃仁、牡丹皮能下肠中腐败之血结，冬瓜仁能清肺润肠，木香、香附能理气镇痛，白芍、当归活血润燥，所以合用，能使肠中腐败之血结积滞排除，而胀痛即止。根据《金匮要略》之所言，肠痈者少腹肿痞，按之痛，其脉迟紧者，脓未成，可下之……是其有一定之理也。

21. 加味银蜜甘露饮治疗初期红白痢五例总结

痢疾为肠胃疾患，古代文献记载名曰肠澼。其病因盖由误食生冷或不洁之物集于肠胃不化，而为湿热秽浊之物奔迫下注而为。

病例举例：本院门诊部药房职工司××，男，36 岁，1958 年冬患红白痢。症见里急后重，日行大便三十余次，状如鱼脑，腹胀闭颇甚，两腿酸软困倦异常，尚未见其他合并症状。其他病例见下表所示。

病例表

姓名	性别	年龄	病期	疗程	总量	反应	备注
司××	男	38	3 天	2 天	2 剂	无	
周××	男	36	2 天	2 天	2 剂	无	
何××	男	37	1 天	2 天	2 剂	无	
陈××	女	32	2 天	1 天	1 剂	无	
蔡××	女	23	1 天	1 天	1 剂	无	该患者系孕妇，照上方减去大黄、莱菔子两味处理

治则：清湿热滞气，行瘀血解毒。以加味银蜜甘露饮水煎服用。

加味银蜜甘露饮：银花八钱　绵茵陈八钱　蜂蜜一两　大黄三钱　川连钱半　莱菔子二钱

禁忌：忌食香燥、辛辣、生冷、难化之品。

按：上五例系单纯性的湿热痢症，无其他并发症，服用上方治疗，以竟全功。而中医之治病本着辨证论治之原则，发挥中药应有的作用。方中以棉茵陈、银花解毒清热为君，重用蜂蜜之润滑止痛滑，以川连之苦降厚肠杀菌，莱菔子行气去闭，大黄消瘀并能使肠胃黏滞秽浊之物荡涤无余为佐使。古人云："行血而便脓自愈，调气则后重自除。"本方无其他副作用，药价低廉，随地均有，诚能满足患者的需要。

（三）妇科类

1. 痛经

（1）经寒腹痛

唐××，女，41岁，住恭城和平乡。业农。

月经愆期，平日少腹时觉满胀，经期尤甚，经色暗淡，间有块粒杂来，历时两年，累治无效。查前医误认为血热，投以寒凉之剂，则少腹胀满频增，胸次不舒，食纳少进，口淡；改用滋阴之品，痞满加剧，食入则呕，口渴，喜热饮，故而缠绵不愈。病家失却医治信心，经友人介绍，邀余（林岑楼）往诊。诊见其面色暗淡微呈黑色，疲困懒言，四肢欠暖，小便涩少，舌白苔滑腻，脉象沉弱迟滞。《脉法》云："迟弱为寒，沉滞则为寒邪羁留太阴而不去，浊阴不得下降而胸中痞满。"清阳不升，中土失职，布输亦滞，故为腹胀肢厥。此属中土虚寒之症。遂拟以加味吴茱萸汤治之，一剂后胀满稍减，胸痛已除；两剂后小便特多，口渴止，呕逆平，食纳可进，四末（四肢）转温，舌转淡黄而不滑腻，知其寒邪除而中气复。仍照原方连进五剂后，全身症状消失，两年沉疴数日见愈。后再拟调中益气汤，六君相间服之，以善其后。两个月余已恢复健康，月经亦准时而至。

加味吴茱萸汤：党参三钱　吴茱萸（泡）钱半　当归三钱　桂枝钱半　茯苓三钱　川椒一钱　生姜三钱　大枣五枚

调中益气汤：即补中益气汤加白芍、五味子。

按：此症系脾虚胃寒，故饮食则呕。方中吴茱萸入厥阴肝经，能温中降逆而散寒，佐以党参固元而止呕，桂枝、生姜、大枣调和营卫，则阳得散于四末（四肢），手足自温；当归之补血滋肝，茯苓之益脾渗利，又以川椒之辛温散寒除湿，通三焦温脾胃为使，为拨乱反正之温方也。

（2）血瘀痛经

陈××，女，23岁，恭城西江乡人。业农。

患痛经半年，经中草医治疗无效，病情加剧，遂邀余（林岑楼）往诊。自诉：月经提前来潮，前期血紫夹块，少腹疼痛拒按，后期色转暗红，量少不畅，行程一周。查前医投以温中除寒止痛之剂，则经水黏滞，血块增多；后又经草医用寒凉之剂，则腹痛增剧，不能起床，动则拘急，少腹痉挛，转侧维艰。询其致病之由，因年前月经来潮，夫妇为家务事争吵，受刺激，月经顿止，少腹疼痛不休，两胁胀满，三日后经水复来，紫瘀夹块，持续周余方尽，腹痛稍减，但少腹拘挛未除，胁下胀满不止，面黄肌瘦，颊红，小便短赤，心烦食少，夜不安枕，唇燥舌红，脉象沉细弦数。此症起因怒伤肝血，失其条达，郁结化热，木乘土位，脾受制克，健运失司。法宜清燥、养血、平肝、补土为治，拟予加味当归芍药散嘱服三剂。服药后胁下满胀已除，小便畅调，能食知味，睡眠安静，唇舌淡润，脉略呈和缓之象。原方去元胡、川楝，加甘草，继服五剂后诸症告除，续用逍遥散以善其后。

加味当归芍药散：当归四钱　川芎二钱　白芍五钱　茯苓三钱　白术三钱　泽泻四钱　牡丹皮三钱　栀子二钱　元胡三钱　川楝三钱　盐炒小茴香二钱

按：本方重用白芍以平肝，佐以当归、川芎益血，润燥化瘀，升阳开郁，脾恶湿故用茯苓、白术、泽泻健脾利湿，加牡丹皮以清肌腠之热，栀子以清内热，元胡、小茴香理气定痛为使，又以川楝之健胃止痛而通水道。总之上方具有补土平肝，益血散郁之功，用之得当，效果良好。

（3）寒实痛经

吴××，女，29 岁，恭城二厢人。业农。

患痛经两年，多方医治均无显效，邀余（林岑楼）往诊。自诉：经前两三日小腹胀满疼痛，痛时脐下隆起如鸡子般大，显可触及，经行痛止消失于无形；时值月经将至，胀痛难受，坐卧不安，牵引少腹则股沟疼痛，腰困肠鸣，小便不畅，大便秘结。气时上冲，欲呕，饮食不思，面色惨淡，舌苔前半薄白，根淡黄滑腻，脉来浮缓，两尺沉滞。据诊所见为疝瘕气结之症。即拟天台乌药散治之。嘱其连进两剂，经水必然来潮，症状定能减退。

复诊诉：服药一剂后，下腹胀满略减；继进两剂，至夜半月经已潮，色瘀暗淡，夹有少量粒结，但较前畅利，少腹胀痛已除，瘕结已散，不能扪及，呕止气平，食纳渐进，二便通调，舌转白淡，脉象近缓而流利。遂另拟加味圣愈汤以巩固疗效。

天台乌药散：广木香钱半　台乌药二钱　盐炒小茴香钱半　醋炒青皮一钱　良姜二钱　川楝二钱　槟榔二钱　沉香一钱　巴豆五粒

加味圣愈汤：酒洗当归三钱　川芎钱半　白芍三钱　熟地拌砂仁二钱　苏叶钱半　盐炒小茴香一钱　炒香附一钱

按：此症由于寒热失调，饮食无节，以致脏腑气虚，冒犯风寒，停蓄于内，与血相抟而成，客于胞宫聚散无常，按之则动，推之则移。方中乌药味辛性温，胃得温则宿食消，瘕结得辛散而除。且肾与膀胱为表里，虚则寒客之。辛温能散寒邪，其性又善下行，则冷气攻冲呕逆之症自止。又性温走窜，故能散妇人血凝气滞之症，以为君。广木香之行气去滞，槟榔逐水祛痰，小茴香调中止呕，为治疝瘕要药，用盐炒小茴香以咸能入肾。沉香色黑，性微温味辛，质重主降，能降气纳肾。川楝苦寒下气疗疝，以巴豆之大热同制，制其苦寒，使温而不燥，苦而不寒，尽温散苦降之能。良姜味辛大温，暖胃散寒止痛镇逆。青皮平肝破结，制以醋酸能入肝。是方具有行滞破结，散有形之症，平肝镇逆以除无形之瘕，中宫健运，阳气得以斡旋，流行无阻，中结得以消，上逆者得以下行。聚者散之，结者破之，有形之疝随无形之气而化矣。

（4）脾虚胃热型痛经

病例一

唐××，女，36岁。业农。

1949年春季农忙，因经期劳动过度致月经失调愆期。前中医治疗认为下焦虚寒，治以温补持续两月无效；又经西医检查诊断为贫血，注射补血针药，不但无效，病情反而加剧。1950年春，邀余（林岑楼）诊治：月经适来，量少色瘀黏滞，少腹阵痛，牵引胁下，面色苍白，形容消瘦，两颊潮红，掌心午夜潮热，烦躁异常，夜多梦语，时有盗汗，伴有寒热，语言清晰，口苦食纳减少，舌质红上被黄苔两条，脉象数而无力。《脉经》云："无力为虚，数而为热。"此系过劳伤脾，阴虚阳亢，应以补土益血养肝论治。遂拟加味逍遥散做汤两剂。

二诊：各症减轻，寒热已微，汗出未已，掌心潮热虽减但未显著。舌转淡红苔少，脉象稍缓。继予前方加牡丹皮、地骨皮，连进三剂。

三诊：上症悉除，睡宁，烦躁除，腹痛已止，月经较前顺利，五日已尽，知味能食，寒热已罢，脉象缓而无力。改拟地骨皮饮加减，以善其后。两月遂获康复，月经亦转正常。

加味逍遥散：当归三钱　白术三钱　柴胡钱半　薄荷八分　黄芩二钱　白芍二钱　栀子钱半　淮山三钱　甘草一钱

按：此乃木郁土虚之症。盖木之生长繁荣，赖水土之滋培，若中土衰则木不升；精血少，则肝失所养；木不升则郁，不滋则枯，故方用白术、淮山者培土以升木，当归、白芍、白术者益血以养肝，栀子、黄芩、薄荷清热平郁，甘草调中，柴胡升阳条达，以遂曲直之性。经云："木郁则达之也。"是病除矣！

病例二

林××，女，18岁，恭城满塘村人。学生。

月经一向正常，因上月经潮，过食香燥、腻滞食物，兼受家事刺激，月经过期十日未行，少腹痛疼，卧床呻吟，不能仰睡，转侧艰难，烦躁欲狂。适余（林岑楼）出诊，两日方回，急招我往诊。诊见其面色黄垢，眼呈淡黄色，左少腹部位拒按，唇口干燥，渴而饮少，大便三日未解，小便清长，无寒热外感形症，脉象沉实而数。余认为瘀热郁结于少腹，血液流行不畅，急拟加减桃仁承气汤一剂。服药后一时许，少腹疼痛加剧，移时，大便已解，硬结色黑；继又进一次，大便稍软色老黄，黏滞味臭。翌晨复诊，全身症状减轻，腹痛若失，脉象仍为沉实，但能扶壁而行，起床就诊，略思饮食。将原方再进一剂后，得快利二便，质稀，色转淡黄无黏液，唇润不渴，并可平卧，转动自如。脉象和缓，月经亦随之而潮，先来瘀黑，继来紫红，四日已尽，旬日恢复如常人。

加减桃仁承气汤：桃仁三钱　桂枝二钱　大黄三钱　元胡三钱

香附三钱　炙甘草一钱

按：此症系血瘀热郁结于少腹，阻滞血液之流行。本经云：桃仁主血瘀血闭。方中桃仁能润肠而行血。大黄行血，能推陈致新；甘草甘缓平剂也，能润胃和中，以防大黄、桃仁之过峻而伤中气。又佐以桂枝之辛温，利血行滞，所谓血寒则滞，血热则行。又桂枝和大黄、桃仁入血而助下行之性以消瘀，元胡、香附行气散结以去滞，气行则血行，痛则不通，通则不痛也。本方之旨在斯矣。

（5）血热气滞型痛经

陈××，女，34岁。

某年11月30日到门诊治疗。症状：每月月经来潮，腰腹痛胀颇剧，月经一向提前一星期而来，色淡黑，量一般。

治则：活血，行气，止痛。予处方一水煎服用。

处方一：乌药三钱　元胡三钱　内金二钱　牡丹皮四钱　五灵脂钱半　当归四钱　川芎二钱　香附三钱　木香一钱　黄芩三钱　川连一钱　甘草一钱

12月1日，服上药后腰胀已除，腹痛大减，仍有些头晕，经量已少，脉细，予处方二水煎服用。

处方二：乌药三钱　元胡三钱　内金二钱　牡丹皮四钱　五灵脂钱半　当归四钱　香附三钱　木香一钱　黄芩三钱　川连钱半　地骨皮四钱　白芍三钱

服上药后，月经已止，仍有些少腹痛，其余各症均除。继予调理气血之方善后。

（6）血虚气弱型痛经

刘××，女，28岁。

1960年2月29日到门诊就诊。治则：补气血，疏络，止痛。予处方一水煎服用。

处方一：熟地五钱　川芎二钱　阿胶（烊化）三钱　炮姜一钱　元胡三钱　黄芪五钱　乌药二钱　香附二钱　田七粉八分　荆芥炭二钱　当归四钱

3月1日，服处方一后月经量减少，腹痛减轻，仍守处方一。

3月4日，月经量已少，腹痛已止。予处方二继续水煎服用。

处方二：当归三钱　坤草（益母草）三钱　荆芥炭二钱　血余炭钱半　黄芪四钱　阿胶（烊化）三钱　熟地四钱　艾叶三钱

之后，继用气血双调之剂善后。

（7）血瘀经痛

周××，女，33岁。

症状：每月月经来潮，腰胀腹痛，且有瘀块，色黑。

治则：活血，去瘀，止痛。予处方一水煎服用。

处方一：当归三钱　川芎二钱　香附三钱　白芍三钱　桃仁三钱泽兰三钱

3月8日，服处方一后腹痛减轻，现适值来潮，腰腹仍些少作痛。予处方二水煎服用。

处方二：当归五钱　川芎二钱　桃仁二钱　乌药二钱　乳香三钱香附三钱　赤芍三钱　五灵脂二钱　泽泻二钱

3月9日，服处方二后诸症略减。予处方三水煎服用。

处方三：当归三钱　香附三钱　赤芍三钱　熟地四钱　川杜仲三钱　茯苓四钱　五灵脂三钱　乌药二钱　白术四钱

3月10日，月经量已少，腰腹痛向愈，继续予处方三水煎服用。

3月12日，仍有些少腰痛，仍予处方三加巴戟三钱水煎服用后，诸症已愈。

（8）血虚寒痛型痛经

梁××，女，42岁。

1959年10月9日到门诊治疗。症状：月经昨日来潮，每月均延迟而至，量少淡红，腰腹痛胀，脉缓弱，舌淡。

治则：补血祛寒。予处方一水煎服用。

处方一：当归五钱　熟地四钱　川芎三钱　丹参四钱　茯苓三钱吴茱萸钱半　桑寄生五钱

10月12日，月经量已少，腰痛减，予处方一加坤草三钱水煎服用。

10月14日，服上药后腰腹痛愈，唯白带下。予处方二水煎服用。

处方二：川芎二钱　白芍三钱　熟地四钱　当归三钱　艾叶二钱
甘草二钱　阿胶（烊化）三钱　淮山四钱　白术三钱

（9）血滞型痛经

病例一

马××，女，26岁，河南人，工业厅化学研究所职工。门诊
号09465号。

主诉：结婚两年未育，经前腹痛，经色暗红，先期后期不准，
夹有粒块。脉弦，苔微黄燥。

某年5月28日，予处方一水煎服用。

处方一：丹参四钱　当归四钱　香附三钱　红花一钱　乳香二钱
桃仁钱半　肉桂一钱　坤草四钱　甘草一钱

5月29日，予处方二水煎服用。

处方二：丹参四钱　当归四钱　香附三钱　红花一钱　乳香二钱
甘草一钱　坤草四钱　续断三钱　牡丹皮二钱

8月27日，月经期准时来，腰腹痛较前轻，不呕吐，月经来无
粒块。予处方三水煎服用。

处方三：丹参四钱　当归四钱　香附三钱　红花一钱　乳香二钱
桃仁二钱　坤草五钱　五灵脂一钱

8月28日，腰腹痛已无，月经无粒结，仍予处方三水煎服用。

病例二

陆××，女，22岁，广西南宁皮革制品厂职工。

某年6月30日初诊，主诉：结婚四年未孕，月经一向提前，
来月经前腹痛剧烈，潮期亦痛，带下白淫。刻诊：脉象细弦，苔黄
腻。予以下处方水煎服用。

处方：丹参五钱　当归四钱　元胡三钱　香附二钱　桃仁二钱
红花二钱　乌药二钱

7月3日，腹痛减轻，上午不痛，下午尚有微痛胀感，月经未
尽，色红暗，夹有块结。上方去桃仁、红花，加坤草三钱、蒲黄二
钱、白芍三钱，嘱其用水煎服用三剂。

病例三

张××，女，21岁，辽宁人，官桥机械厂职工。门诊号 00565号。

某年 3 月 31 日，主诉：昨日下午来月经，腹痛颇剧约一小时，量不多，色红，夹有灰色块粒。诊为寒邪客于胞宫，瘀阻不通。予处方一水煎服用。

处方一：丹参五钱　当归四钱　木香钱半　郁金二钱　香附三钱　炮姜钱半　续断三钱　小茴香一钱　乌药二钱

4 月 1 日，月经已少，已无块结，腹痛消失，经色鲜红，但下肢腰区困累。予处方二水煎服用。

处方二：当归五钱　续断四钱　杜仲三钱　茯苓四钱　川芎钱半　熟地四钱　小茴香二钱　桑寄生五钱　艾叶二钱　阿胶（烊化）二钱

（10）脾虚气滞型痛经

李××，女，33岁，广东人，住沙井街27号。门诊号 09665号。

初诊主诉：近年来月经愆期，潮时左少腹疼痛，现在月经来已三日，左少腹仍痛，头晕眼花，面黄肌瘦，大便烂，月经色黑而结块，脉虚缓，舌绛润。

5 月 31 日，予以下处方水煎服用。

处方：白术三钱　川芎二钱　吴茱萸钱半　牡丹皮二钱　炮姜钱半　熟地四钱　香附二钱　茯苓三钱

6 月 1 日，月经量减少，左少腹痛轻，但头晕，下肢困倦，脉舌无变化，仍予上方加川断四钱水煎服用。嘱其进服四剂，后用归脾、八珍调本。

（11）气虚血滞型痛经

病例一

张××，女，30岁，湖北人，宁明扣椅山林场职工。门诊号 04842号。

某年 4 月 10 日，主诉：痛经，结婚十年不孕，今早月经来潮，腰痛腹胀，经期准，诊脉细弱略涩，舌苔腻，见有瘀点。予处方一水煎服用。

处方一：当归四钱　川芎二钱　水蛭钱半　黄芪四钱　肉桂一钱
坤草五钱　桃仁二钱　五灵脂一钱　阿胶（烊化）三钱

4月12日，服处方一后腰痛消失，腹胀亦减，月经量不多，色暗红，脉象仍弱细略涩。照处方一减少水蛭半钱，嘱其进服一剂。

4月14日，月经尽，腰腹胀痛均消失，但喉间略痛。予处方二水煎服用四剂。

处方二：黄芪五钱　桃仁钱半　郁金三钱　阿胶（烊化）三钱
续断三钱　沙参三钱　淮山四钱

病例二

蒙××，女，25岁，桂平人，住××县和平路37号。门诊号01653号。

2月20日，初诊。主诉：昨日月经来潮，延期而至，量少色黑质稀薄，头晕，腹痛腰胀，胃纳欠佳，大便烂，日行三次，脉象细缓，舌淡润。予处方一水煎服用。

处方一：温经汤　黄芪　坤草　香附

2月21日，月经色黑，腹痛已得止转常，但腰胀未减。予处方二水煎服用。

处方二：温经汤　炮姜二钱　艾叶二钱　黄芪二钱　续断二钱

2月22日，月经量少将尽，仍呈黑色，肢端腰胀减轻，但头有些晕，胃纳已复。予养血当归精善后。

2. 闭经

病例一

许××，女，24岁，恭城满塘村人。业农。

曾产一胎，后未育，从此月经失调，前后无定期，量少，渐至经闭。适余（林岑楼）已往栗桂矿区工作，值春节回家。经中草医长期治疗，但无效，且日益恶化。均认为血滞经闭，竟投攻破之药，形气日衰，语言欠清，二便少，形容消瘦，头晕目眩，惊悸怔忡，胃纳减，面色暗黄，唇干口苦而渴；舌边白中红根被黏滞黄苔，诊其脉数小而弱，此属胃火灼阴，血海干枯，血少不运。如不急救阴液，唯恐阳愈亢而阴愈亏致成劳瘵。即拟玉烛散清胃养血，二剂后大便得下，先结后溏，干渴已除，烦躁随减，知其胃液已复。继以加味逍遥散滋肝解郁，后拟八珍益母汤以养脾健血。俾中土健复，水谷增进，营卫调和，水火既济，血液健运，而经自行。后因工作关系，急于回栗矿，嘱其将后方（八珍益母汤）服一月，结合慎养。后经行如常。

玉烛散：四物汤　大黄　芒硝　甘草

八珍益母汤：见本书"三、临症验方歌诀"中的介绍。

病例二

蒋××，女，41岁，灌阳人。栗桂锡矿工人。

患闭经症年余，适余（林岑楼）到该矿区医务处工作，来余处就诊。诊见其形气衰弱，面色暗而不华，懒饮嗜卧，晚睡盗汗，头晕困倦，时有寒热，喜食甘味辛燥，大便稀烂，小便黄短，唇舌惨淡欠津，脉象浮大，中取无力，两关为显。患者素体衰弱，兼之产多乳众，复因劳役过度，饮食不节，致伤脾胃中焦，健运失常，有碍精血化生；血虚则火灼，精血日竭，奇经受损，致成经闭。经云："治病必求其本。"缓者宜图其本也，遂拟以补中益气汤连进十剂扶益中气，使枢机灵转，俾上行下达，清升浊降，阴阳通畅，表里调和。旬日后二诊，主诉：前方依嘱已服十日，寒热罢，头晕减，食增知味，盗汗已无，大便转常，日间能支持半日不睡，唇舌如前，脉象转和，关部尚能应指。改拟加味六君汤健脾、和胃、开郁，以善其后。半个月后三诊，各症消失，饮食大增，睡眠如常，每日可帮助轻微家务劳作，面色略呈华泽，脉来和缓，沉取细而无力。脉法云：沉细无力为血虚。遂改用圣愈汤炼蜜为丸调治，两个月后体健经行。

补中益气汤：黄芪四钱　党参三钱　白术三钱　陈皮一钱　升麻八分　当归三钱　柴胡钱半　炙甘草一钱　白果四钱　生姜二钱　大枣二钱

加味六君汤：六君汤　白芍　陈皮　当归　柴胡　黄芪

圣愈汤：酒洗当归三钱　川芎钱半　白芍三钱　熟地拌砂仁二钱

苏叶钱半　盐炒小茴香一钱　炒香附一钱

3. 崩漏

（1）血虚型崩漏

陈××，女，38岁，恭城西岭乡人。业农。

患崩漏症，半年断续无序。诊时量多如崩，质稀色暗，持续旬余，腹中疼痛，喜按，头晕目眩，疲倦腰酸，四肢畏寒，时复抽筋，心悸，面色苍白枯槁，形瘦肉消，唇舌淡白。诊其脉象，涩弱，尺部尤显。《脉经》云："脉为血府，血少不充，则脉流行涩滞而不利。"又云："血少不能温养四末（四肢）故畏寒而拘挛。"此症因崩日久，损伤冲任，气不摄血，本应补气；窃思人身之血几何，若任其下泄，唯恐阴亡而阳绝。医者应急则治其标，缓则图其本。故拟以胶艾四物汤加荆芥炭，以止血存阴，嘱配两剂，早、晚各进一剂。翌晨复诊：诉夜半经来减少，酣睡三时，今晨时有时无，心神安定，无悸动感，四肢略温，抽挛已无，脉象缓弱；崩止阴复，治从其本。改用圣愈汤、归脾汤两方，君以参芪，晨服圣愈汤，晚进归脾汤，依法治疗旬日各症悉除，食纳增进，精神渐复。继以六君为丸，连进一个月，并嘱以饮食温养。经云："阴不足者，补之以味是也。"两个月余，体渐恢复，月经准期。

加味胶艾四物汤：酒洗当归三钱　川芎一钱　酒炒白芍三钱　熟地三钱　阿胶珠（烊化）三钱　醋炒艾叶钱半　荆芥炭三钱

（2）血虚火旺型崩漏

病例一

沈××，女，25岁，恭城西江乡人。业农。

患崩漏病持续十余日未愈，曾求医无效，延余（林岑楼）就诊。诊见面色惨白，入夜两颊潮红，盗汗，口渴心烦，小便短赤，且有刺痛感，阴道下血量多如涌，行动更甚，色紫黑瘀，舌质红绛，脉象无力而数。经云："阴虚阳抟谓之崩。"此为阴虚火旺之候。方书谓火动则阳气乘阴，阴络损伤，肝气下通，故血随火而下泄。投以滋阴补血之知檗四物汤以治其标。两剂后，则崩已止，诸症悉平。遂改用甘草干姜汤以图其本，并嘱其注意调养，忌食辛燥、油腻之物及房事等。两个月余已获痊愈。

知檗四物汤：生地四钱　白芍三钱　川芎一钱　当归三钱　盐炒黄檗三钱　知母三钱

甘草干姜汤：甘草五钱　炮干姜二钱半

按：甘草干姜汤重用甘草之甘，干姜炮透以辛温变为苦温之用。取甘温除大热，苦甘化阴入血以除邪，中土得安，脾阴可复，饮食运化，精血乃生。干姜辛温无毒，温中止血，能引血药入血分，气药入气分，又能去瘀生新，有阳生阴长之功，故血虚所用之。吐血、衄血、下血有阴无阳者宜之。此方用炮干姜以辛温变为苦温也。

病例二

蓝××，女，30岁，恭城泳棠乡人。业农。

主诉：经崩十余日未止，血瘀，量颇多，少腹胀痛，发作无定时，胸胁支满，面色青黄；舌被枯滑淡黄苔，脉象数。此属血虚而肝失养，肝气郁结不能遂其条达之性，疏泄无度。血属阴本静，为肝阳所扰而妄行。治以益血开郁为主。拟予加味荆芩四物汤和之。连进三剂后，病从缓解，脉象和畅。仍以前方去元胡、香附，加人参、白术，连服五剂后而安。

荆芩四物汤：酒洗当归三钱　川芎钱半　白芍三钱　生地四钱荆芥炭三钱　香附二钱　柴胡钱半　元胡二钱　黄芩钱半　甘草一钱

按：本方以四物益血养肝，佐荆芥炭入营阴祛风止血，柴胡、黄芩清热平木，元胡、香附理气散结。经云："肝苦急。"故以甘草缓急为使，脾阴阳和畅，血自归经。

（3）气血瘀滞型经漏

卢××，女，42岁，恭城西岭乡人。业农。

患经漏半月不止，求医无效。延余（林岑楼）诊治。其面色黄垢无泽，月经量涩少黏滞，色黑紫夹块，少腹胀痛拒按，口燥唇干，渴不思饮，大便五日未解，小便如常，脉来有力而沉；有力为实，沉为在里。余认为瘀血凝结少腹，阻碍血气流行，拟以破瘀、通经、润燥论治。遂用桃仁承气汤一剂。次晨复诊，据诉服药后大便一次，硬结色黑，经水畅行，量增多，腹胀顿减，口唇略为津润，脉象转为弦滑。嘱其再进一剂，荡涤陈瘀，以清血液。服药后，行大便三次，前两次稠溏黄臭，第三次便色黄稀软，前症完全减退，月经色红渐少，腹区爽适，脉呈和缓。唯胃纳不强，继以归芍异功散数服而痊。

桃仁承气汤：桃仁三钱　大黄三钱（后下）　　芒硝三钱（另包冲服）　桂枝一钱　甘草钱半

按：此症系阴血蓄滞郁结，血行不利，故淋漓不断。本方为逐热行血之剂，桃仁润肠滑血，大黄推陈致新，芒硝软坚润燥，甘草调胃和中，桂枝利血行滞。经云："血寒则止，血热则行。"桂枝辛热行血，和桃仁、芒硝、大黄则入血助下行之性，瘀去新生，源清则流清矣。又此方为仲师治太阳病不解，热结膀胱（太阳之邪由经入腑）少腹鞭满，其人如狂，小便自利，大便黑，下焦瘀血之腑症。今借以治漏经之实症，又若血瘀蓄於胞宫而不行，郁热在里而不去，亦以此法主治。一为膀胱蓄血，二为瘀滞胞宫，均致漏经，症状迥别，但均属瘀热闭滞血分。虽流异但源实同，即所谓异病同治也。

（4）气血两虚型经漏

黄××，女，30岁，恭城泳棠乡人。业农。

患经漏年余，前医失治，均认为经来少腹隐痛，系瘀阻胞室，先以行血去滞之品，腹痛加剧，经血大下，时复昏迷，四肢倦怠。急用荆炭剂止塞之药，量稍减少，仍持续漏下，时夹白带。形体瘦削，面色惨白，唇舌爪甲淡白，行动乏力，头晕心悸便溏，腹痛喜按，声低气短，脉象沉细无力。据四诊（望、闻、问、诊）所见，断为气血两亏。经云："冲为血海，任主胞宫。"两脉既亏，而带脉无力，失其固摄之权，以致经漏不断，迁延岁月。余（林岑楼）以人参养荣汤连配十服，重用参芪以阳摄阴。经云："阳生阴长。"又云："阴阳互为其根，阳和则阴自藏，经漏可止。"继用金匮肾气丸补火生土，以复生化之机，虚则补其母是也。两个月竟告康复。

人参养荣汤：见本书"三、临症验方歌诀"中的介绍。

（5）阴虚阳陷型经漏

黄××，女，43岁。业农。

体质本弱，劳动过度，导致经漏时来时止，数月未愈。经水清稀色呈淡黄，杂来白带；面黄不泽，倦怠少食，头晕，少腹胀满，动则气促，脉象浮而无力，舌质淡红欠津，久医不效。余（林岑楼）认为阴虚阳陷之候，遂拟补中益气汤连进五剂。

复诊：自诉服药两剂后，自觉全身发热似汗，胸部微满不适，且有欲呕之状，唯少腹胀满已较前轻，经血、白带减少，饮食知味，头晕亦减，气稍平。遂继进三剂，后诸症顿失，精神稍复。察脉尚属虚软无力，另改拟六君汤嘱其服两周。调养一月余乃愈。

补中益气汤：黄芪四钱　党参三钱　白术三钱　陈皮一钱　升麻八分　当归三钱　柴胡钱半　炙甘草一钱　白果四钱　生姜二钱　大枣二钱

按：此以补太阴脾土为主，使地道通而气上行以益心肺。经云："损其气者，益其气，损其心者，调其营卫。"清阳复位，而血自宁，土木无忤，精血自生，以濡养脏腑经络而不妄泄，故不止带漏而带漏自止矣。

（6）实热型崩经

莫××，女，中年，恭城泳棠乡人。业农。

患崩经三日不止。前医作血虚下元不固论治，量益增多，时复烦躁不安，举家惶恐无措，遂延余（林岑楼）往诊。诊见其面色潮红，神志欠清，四肢温暖，腹皮蒸热，脐周胀痛拒按，经来胀痛减止则昏迷，经色黑紫，大便三日未解，小便短赤，口渴不欲饮，唇燥舌红，苔黄根粗。细诊其脉沉细有力。《脉经》云："沉细属阴，有力为实为热。"此属邪热损伤阴络而血妄行，暴注下迫。经云："暴注下迫，皆属于热。"急拟清血定经汤一剂（以童小便兑服）。服药后经量显著减少，色转淡红，神志清爽，腹区松软，热退渴止，唇润舌红根黄，脉象沉而稍缓。知其药已对症，继进一剂。是晚大便一次，黏滞色黑，舌苔淡黄而润，睡宁，但觉疲乏肢软，翌晨思粥，各症基本消失。遂改拟加味四物汤四剂后而愈。

清血定经汤：生地五钱　川芎钱半　赤芍三钱　田七粉一钱（冲

服）　贯仲二钱　仙鹤草四钱　炮姜钱半　牡丹皮二钱

加味四物汤：当归四钱　川芎钱半　白芍三钱　熟地四钱　牡丹皮三钱　炒栀子三钱　荆芥炭三钱

（7）血热型暴崩

何××，女，年21岁，恭城和平乡人。业农。

初诊：暴崩不止，口渴饮少，其患者素蕴积热，复发因邻居做酒，司炊饭之责，为外热所炙，且多食油腻之物。初觉腹中不舒，至夜半少腹疼痛难忍，牵引肋胁，移时经血大下，夹块排出，色呈瘀紫，腹痛稍减，二便不畅，腹皮热而拒按。其脉沉数有力。经云："沉则主里，有力为实。"又云："暴注下迫，皆属于热。"欲拟承气以开其闭，转思失血之症，阴受其损，而复伤其阴，唯恐阴亡而阳越，成水火不济之危候。遂拟以清血定经汤，去瘀生新，清热养血为治。

复诊：经服清血定经汤（以童小便一杯兑服）两剂，经量减少，块结已无，并行大便一次，先黑鞭后溏黏，少腹松软，唯觉隐痛。唇淡舌润，脉象近缓带弦。知其病有转机，原方去田七、贯仲，加当归三钱，赤芍换白芍（量不变），进服一剂。是夜留余宿其家。翌晨，患者思食，进稀饭一碗，经血量少，时有淡红水液，又大解一次，为稀黄液，各症次第消失，脉象转呈虚数。改用六味地黄汤、六君子汤间服，巩固疗效，后获痊愈。

清血定经汤：生地五钱　川芎钱半　赤芍三钱　田七粉一钱（冲服）　贯仲二钱　仙鹤草五钱　炮干姜钱半　牡丹皮二钱

（8）阴虚血脱型崩经

唐××，女，39岁，平乐沙子乡人。业小贩。

患者素以小贩为业，肩挑买卖，终日奔走圩场，饥饱无定时，早出晚归，劳作辛苦。一日，月经适来，亦未间歇，时值炎夏，树下休息，忽然经水涌来，色正红量多，头晕目眩，不能自主，幸有同伴觅人抬送回家。时值中午，其夫劳动返家，即延附近医师诊治。奈乡居取药不便，急用百草霜兑童小便进之，经血未尝稍停，继进由市上售回之中药胶艾四物汤，仍无显效。次早，延余（林岑楼）往诊。

初诊：患者面色青暗，唇淡舌绛欠津，语言滞塞，复时昏迷，不省人事，大便不行，小便短少，脉象尺部虚细，寸部浮而弦。忖思此症，得因经来劳倦过度，兼之炎暑外迫，肝火因之内动，扰伤阴络，冲任不固，阳气不守，血从下泄，心主不明，神昏呓语，心烦口渴等症作矣。此属危笃之候，应以救阴扶阳论治。急拟以大剂圣愈汤，君以参芪，煎浓汤徐徐服之。是晚宿其家。

二诊：服药后经量减少，渴止，神志稍清，语言有序，半夜思食，进糜粥一碗，小便略增，大便未解，唇淡舌红苔薄白，面色淡黄而暗，脉象应指有根，寸口浮缓而芤，唯甚疲乏，头晕卧床不起。据四诊（望、闻、问、切）所见，危期已过，仍照原方加炮干姜一剂。

三诊：大便已解，饮食增进，经水量少，若断若续，睡眠安静，语言有力，自能扶床起坐就诊；唇舌津润，脉象和缓而弱。继照上方两剂，嘱其继以饮食温养，注意调摄，自可恢复健康。数月后因出诊，过从其家，适外出劳作未遇，询其邻居，谓原患者较前尤为健康，

圣愈汤：四物汤　党参五钱　黄芪五钱

按：此方取党参、黄芪配四物汤以治阴虚血脱之症。盖阴阳互根，阴虚则阳无所附，而气欲脱，所以睡卧不宁。然阴虚无骤补之法，计在存阴生血之机，必先补气，此乃阳生阴长，血随气行之理。本方六味皆为醇厚和平滋润之品，服之则气血疏通，内外调和，阴阳自得其平，血归经，气亦归元矣。复加炮干姜取苦辛以止血，并能引血药直入血分，气药入气分，又能去瘀生新，以除后患。

4. 带下

（1）气血两虚型赤白带下

陈××，女，38岁，恭城城厢镇人。业商。

患赤白带下，历时半年，经治未愈，延余（林岑楼）诊治。询其病的起因，自诉已产六胎，产多乳众，且产期缺乏适当的休息，劳累过度而引起此症。其面色暗黄，夜卧不宁，带下赤白黏滞，小

便短涩，大便尚调，头晕能食，精神疲倦，睡觉口干饮少；舌质红绛少津，脉象两尺大而无力，寸关弦滑。此症为劳作不节，损伤阴血。经云："劳多则肾水亏，不能涵木，疏泄无度，湿热下注胞宫，带脉随之亏损，无力约束，而导致赤白带下之症。"遂拟六味以滋之。三剂后，复来就诊，主诉前症尚无显著改善，脉舌如前，遂将原方加生地、柴胡、生椿根白皮；继服三剂后，带下大减，余症亦随之减退。后嘱配归芪六味丸一料而愈。

（2）脾虚型黄白带下

谭××，女，40岁，恭城栗木乡人。矿工。

患黄带两年余，久治未愈，于余（林岑楼）处就诊。主诉：带下日久，色黄稀薄，倦怠懒食，嗜卧，步履维艰。面黄如橘；唇舌惨白，脉象怠缓。此症系肝木乘土，水谷入胃，不能运化精微，因而生湿酿成秽浊，蕴积胞中，带脉受损，冲任亦伤，无力固摄所致。经云："脾胃为后天之本。中土受损，津液无以化生，则五脏百骸皆失其所养，营卫不行，百病丛生。"又云："见肝之病，知肝传脾，必先实脾。"此先圣示人当未病而先为防范之法。然此症脾胃已病，仍当以补土除湿论治。经又云："精不足者，补之以味。"随拟加味六君汤，嘱其进五剂。服药后各症减退，精神倍增，饮食转强，脉象和缓有神，应指有力。仍照原方加煅龙骨、芡实连进十剂后告愈。

加味六君汤：党参三钱　白术三钱　茯苓三钱　陈皮一钱　半夏钱半　淮山四钱　炒薏米五钱　炒扁豆三钱　木香五分　甘草钱半

（3）湿热型黄带

卢××，女，26岁，恭城西岭乡人。业农。

患带下半年余，下阴部灼热痛痒不可忍。初不愿告人，后其夫得知病情，延余（林岑楼）治疗。代述：患者禀性特强，常坚持己见，为家中琐事而闹情绪，平日忧郁不乐。

初诊：面色青黄无泽，唇干舌红，苔薄黄而燥，语言急剧声扬。口苦干，睡不宁，头晕胁痛，少腹不舒，腹股沟呈现结节，刺痒异常，触之灼热疼痛，行坐不安，小便赤，大便时溏时结。脉象关部滑弦而数，尺部沉实。带下青黄，色汁黏滞。此系怒伤肝血，虚火郁结,土受木克,津液不能上升而下注为带。遂拟予清带泻肝汤,以泄肝火开郁结为治。

二诊:服上药两剂后,各症减轻,带下减少,唯阴道灼热刺痒尚无显效,小便增多转淡,胁痛已平,能食知味,脉象关部缓滑,尺部沉实有力。仍照前方继服五剂,并另拟外治洗法以蛇床子杀虫汤,每日熏洗两次。后用丹枝逍遥散十剂,得安。

清带泻肝汤: 木通二钱 泽泻二钱 车前子三钱 生地五钱 龙胆草三钱 当归三钱 栀子三钱 黄芩二钱 柴胡钱半 薄荷一钱 苦参四钱 甘草钱半

丹栀逍遥散: 当归三钱 白术二钱 茯苓四钱 甘草钱半 黄芩三钱 白芍三钱 牡丹皮二钱 栀子三钱 车前子三钱 淮山三钱 柴胡钱半 牛膝三钱

熏洗方: 蛇床子、桃仁、银花、合虱各等分适量,煎汤熏洗阴部。

按: 此症系怒气伤肝,血虚火旺,土衰木侮,故湿热下注,带下青黄。厥阴风木动虫,故导致阴痒灼痛,即西医所谓的阴道滴虫病。然中医药对此症的治疗亦有显效。

(4)脾虚湿热型白带

卢××,女,34岁,恭城西岭乡人。业农。

主诉:患带下污浊绵绵,历时月余,久治不愈。面黄形盛,少腹胀满,腰区酸软,小便短赤,大便欠畅,带下色白臭胶黏,持续不净,能食少味;舌被黄苔,脉象滑实。余(林岑楼)认为此症湿盛伤脾,脾虚不能制水,以致水湿留滞中焦,久郁化热,而下注为带。拟予加味导水丸,以治其标,嘱其进一剂。服药后二便通畅,白带减少,腥臭气味渐减。继服一剂后,症状基本减退,唯腰部疲软尚未尽除,遂改用六味地黄丸服半个月,继服六君汤以治其本。调治一月余告愈,一年余未见复发。

加味导水丸: 牵牛子四两 生滑石一斤 黄芩四两 大黄三两 薏米十二两 乌药二两

上药共研成细末蒸饼为丸,如梧桐子般大。每次服 40～50 丸,以温开水送下,早、晚各一次。

（5）湿热郁结型白带

病例一

秦××，女，20岁。失足妇女。

患白带量多，经月未愈，色黄黏滞，臭味异常，小便赤数，阴道有灼热感，心烦口渴唇干，舌尖红燥根黄，脉象两尺细数。余（林岑楼）认为肾水亏少，情志不遂，肝气郁结，母病及子，心火移热于小肠而不去，致伤冲任，瘀热相抟酝酿而成，秽浊腥臭而下泄。《黄帝内经·素问》谓："思想无穷，所愿不得，意淫于外，入房过甚，发为白淫。"应先以去湿清热治其标，遂用清热涤浊散两剂。服药后小便利，灼热减，带下亦随之减少，舌淡红根黄而苔少。继服药四剂后，带下递减，质稀无腥臭气。脉象两尺仍细，幸转缓和，继以六味地黄丸以图其本，治疗一个月而愈。

清热涤浊散：萆薢五钱　石菖蒲一钱　甘草梢钱半　益智仁二钱　木通三钱　滑石六钱　芦根三钱　盐黄檗三钱

病例二

黄××，女，25岁，恭城城厢人。业商。

患白带异常两个月余，经西医检查诊为子宫颈炎，治疗一个月无效，复经中医诊治，症状如前，后到余（林岑楼）所就诊。症见面黄颊赤，烦躁胁痛，倦怠食少，夜寐不宁，带下胶黏，黄白杂来，头痛目眩，脉象弦细而数。此系怒伤肝血，相火炽盛，遂以加减丹枝逍遥散加味益血养肝，扶土升木，牡丹皮、栀子泻火开郁，车前、牛膝导引湿热从小便而去，三剂后已痊愈。

丹栀逍遥散：当归三钱　白术二钱　茯苓四钱　甘草钱半　黄芩三钱　白芍三钱　牡丹皮二钱　栀子三钱　车前子三钱　淮山三钱　柴胡钱半　牛膝三钱

（6）脾胃虚寒型白带

邓××，女，40岁。矿工。

患虚寒带下，经一年未愈，始商于余（林岑楼）。主诉：身体虚寒，产乳过众，误食生冷之物，初则少腹胀痛，大便溏泄，继而白带，一年余未愈，腰困肢软，腰部如浸冷水中，得暖稍舒，饮食不振，口淡无味，时复呕逆，精神疲靡，面黄肌瘦，舌质淡白而滑，脉象沉迟而涩。此症为冲脉血少，肾中真火衰微，寒湿乘虚而入。经云："邪之所凑，其气必虚。"以致脾阳不振，水谷入胃，无火化生，以散布津液，营养五脏，下入胞室而为带下。应以补血温中除湿壮火为治。方拟姜附四物汤五剂。服药后各症显著减轻，唯食纳未强，呕逆未除，四肢微厥，脉象沉细无力。遂改用加味当归四逆汤十剂后而痊愈。

姜附四物汤：酒洗当归三钱　川芎钱半　酒炒白芍三钱　肉桂钱半　制附片钱半　炮干姜钱半

加味当归四逆汤：酒洗当归三钱　酒炒白芍三钱　桂枝钱半　细辛八分　泡吴茱萸三钱　木通二钱　甘草一钱　生姜三钱　大枣二钱

（7）脾虚型白带

病例一

罗××，女，40岁，恭城西江乡人。业农。

患白带日久未愈，质淡清稀，时历两年，累医罔效，旋愈旋发，就余（林岑楼）诊治。诊见其面色苍黄，形体羸瘦，腰区困胀，行动乏力，饮食衰少，腹中时复胀痛，大便稀溏，小便短少，一年余月经未潮；舌淡苔滑尖红，脉象濡弱。此为冲任虚滑，固摄无力，中土失其运化之权，不能制水所致。遂以补脾固脱论治。拟予缩带汤，嘱其服五剂。后去丹参，继进五剂。

十日后复诊。诉遵服前方后，饮食增进，带下大减，但仍时有黄色汁液排出，腹痛尚未尽除，行动略健，二便近常，舌苔淡润，脉象缓浮。另拟补中益气汤连服半个月，继以归脾汤炼蜜为丸，调治两个月已告康复，月信（月经）亦潮。

缩带汤：炒薏米三钱　茯苓三钱　炒淮山四钱　煅龙骨五钱　煅牡蛎三钱　海螵蛸三钱　丹参三钱　芡实三钱

病例二

郑××，女，23岁，恭城栗木乡人。矿工。

患者结婚三个月，带下色白，质黏透明如玻璃状，少腹满胀，腰区倦重，四肢乏力，微有浮肿意象。小便短黄，大解日行数次，稀溏，口淡，苔滑腻，脉象滑弦。此症成因乃由终日在水沟里工作，系受湿气引起。经云："风伤于上，湿受于下。"太阴脾土受邪，中焦运行无力，津液不能上达，肺气不宣，膀胱气化不行，水湿停留下焦，蕴蓄而成浊秽带下。故拟用加味平胃散除湿利水，一剂后症状减轻，两剂后症状再减，三剂后痊愈。

加味平胃散：苍术三钱　姜汁炒川朴二钱　陈皮钱半　车前子三钱　炒牛膝三钱　甘草五分

（8）脾肾阳虚型白带

陈××，女，44岁，恭城城厢太和街人。业商。

初诊：患脾肾阳虚型白带三年，经期未潮，带下色白质清，腰痛如折，疲乏异常，嗜卧懒食，颜面苍白，形气俱虚，小便清长，复有余沥遗尿现象，舌质淡苔白腻，脉象细数无力，两尺尤甚。此症由于脾为湿困，久郁化热，致伤奇经，肾精亏损，精血随带而化，带脉不能约束，失其固摄之权，遂为慢性带下之症。即拟补肝肾固脱之法，用加味固精丸为治。嘱其配一料，早、晚各服一次，以观疗效。

二诊：服完上方丸药，症状减退强半。脉象虽转缓但仍属软弱无力，带下稍稠，遗尿余沥大为减少，精神略振，腰痛亦减，食增。仍继用上方再进一料。

三诊：全身症状消失，饮食精神渐复，唯患病日久，身体极度衰弱。遂拟用益脾强肾之归脾、肾气方各一料炼蜜为丸以善其后。早服肾气丸，晚服归脾丸，并嘱其注意饮食营养、调摄相结合。三个月后康复如常。

加味固精丸：煅牡蛎二两　煅龙骨二两　韭子一两　菟丝子一两　五味子五钱　茯苓五钱　桑螵蛸五钱　续断一两　白石脂一两　巴戟一两

上药共研末，以白酒糊为如梧桐子般大的丸。每日早、晚各空腹服50颗，以淡盐水送下。

（9）淫（白带异常）

康××，女，30岁，恭城保安村人。业农。

患白带年余，稀薄如米泔，体弱神疲，面色苍白，头晕食少，行动气喘为汗出，少腹坠胀，大便溏，小便清利，语言低微，月经失常，数月一次，量少色淡；舌淡苔少，脉浮数无力。按四诊（望、闻、问、切）为劳倦伤脾，伤脾则食少，中气不足，主以加味补中益气汤，并向病家人说明，须连进服十剂，方能奏效，少则无功。

二诊：病者遵医嘱，连进十剂后，食纳增进，精神清爽，带下显著减少，二便转常，气平汗止，晚睡安静，头晕甚微，能起床做些家务等轻微劳动；脉象转缓而仍无力。仍予此方用量的十倍炼蜜为补中益气丸一料，并拟正元丹丸一料进服，早服正元丹，晚服补中益气丸，两个月后而安。

补中益气丸：黄芪四钱　党参三钱　白术三钱　陈皮一钱　升麻八分　当归三钱　柴胡钱半　炙甘草一钱　白果四钱　生姜二钱　大枣二钱

正元丹丸：党参三钱　白术三钱　茯苓二钱　炙甘草钱半　淮山三钱　黄芪四钱

按：此症因劳倦伤脾，谷气不盛，阳气下陷于阴而生内热，得补中益气之剂而中自安，得益气之品而气益增，所以是方补脾，使中气上行，又可以补心肺。经云："损其气者益其肺，损其心者调其营卫。"亦可以补肝，木郁则达之；久带已成滑脱，故加白果之收涩以敛肺气。李东垣制此方，并未提及治带下之症，而用之以治久带，其效如神。是以，运用极为广泛，医药的特点有不可思议者。

5. 不孕

（1）肝气郁结型不孕

杨××，女，25岁，恭城嘉会乡人。业农。

素体正常，营养中等；每次月经潮前，寒热交作，腹痛颇剧，时历一年余。曾经中西医治疗无效，并经西医做妇科检查，断为子宫发育不全，并伴有附件炎症。邀余（林岑楼）诊治。诊见其面色暗红，体质一般。询其病情，自诉每次月经来潮，均提前而至，色紫黑黏滞，欠畅，腹痛颇剧，并伴有寒热往来，日晡为甚，胸胁纠结隐痛，脐区拒按，唇干。如在炎夏劳动过度，晚睡时有少量鼻血，四肢经脉亦有压痛感觉，结婚六年未曾孕育。舌被黄苔，脉来弦数。据诊断所见，乃系肝经瘀热郁结，营卫不和，以清营活络去瘀生新论治。拟予清代医学家王清任的血府逐瘀汤，嘱其在月经前连服三剂。

复诊：依嘱照法尽剂，经潮仍提前五日，但经色略鲜，较畅利，腹区胸胁疼痛大减，且无压痛，寒热已罢；舌黄苔少，脉象稍缓尚带弦象。照前法继进两个月后，另拟养血清营之荆芩四物汤，平时随服，以巩固其疗效。并嘱其慎加调摄，后获痊愈，康复如常人。一年余产一男，母子俱健。

血府逐瘀汤：赤芍三钱　桃仁钱半　当归三钱　生地四钱　红花钱半　枳壳钱半　柴胡二钱半　川芎二钱　牛膝二钱　桔梗钱半　甘草一钱

荆芩四物汤：即四物汤加黑荆芥、黄芩。

（2）寒瘀痛经型不孕

陈××，女，30岁，恭城和平乡人。业农。

结婚十年未孕，素患痛经，累治不效。延余（林岑楼）诊治，经潮适至。诊见其面青肌瘦，少腹疼痛，抱腹呻吟，声音低微，头痛呕逆。询其病因：原为数年前夏月行经时，洗冷水浴两次，当时很觉舒适，月经从此失调，每月延期而至，口淡食少，少腹满胀，且觉欠暖，四肢亦然，经水暗淡稀薄，脉象弦细。如此症状，已历数年，曾经中西医治疗无效。窃思此症，系风寒乘虚客入胞宫，舍于营分，损伤冲任。经云："冲为血海，任主一身之阴。"为风寒所束，则阴血不能上行下达，脾运失司，至乏化生之机，而成此症。遂拟当归四逆加生姜吴茱萸汤，以温内散外行阳论治，并嘱其连进三剂。

复诊：据诉服上方第一剂后，则腹痛减半，呕逆已止；继服第二剂后，全身症状改善，四肢温，而少腹亦暖，夜间睡宁，每顿能进糜粥两碗，但仍觉疲困无力；服第三剂后，诸症若失，经来红淡而鲜，脉象中取近缓，沉取细弱，精神渐复。仍照原方十剂量，炼蜜为丸，早、晚各服三钱，以淡姜汤送下。调治一个多月，月经正常，健康恢复，参加生产劳动，半年后受孕，足月而产，母子俱健。

当归四逆加生姜吴茱萸汤：酒洗当归六钱　白芍四钱　桂枝三钱　细辛一钱　大枣四枚　泡吴茱萸二钱　木通钱半　甘草二钱　生姜三钱

按：此方桂枝、当归、白芍补血，细辛、木通行气通阳，甘草、大枣缓中调肝，营气自得于太阴而脉自复。风寒内积于胞宫，历时日久，非吴茱萸之辛温不能温厥阴而散寒，佐生姜之辛温，以温玄府而行阳气。故此方果能对症施治，其应如响。此方用以治冻疮亦有特效。遂诸症平而人康复，人康复而乐育矣！

（3）气血双虚型不孕

韦××，女，28岁，恭城西岭乡人。业农。

主诉：结婚八年未孕，月经愆期，经行十余日方尽。经期腹痛绵绵喜按。诊时经水适来，腰区困胀，色黑质稀薄，杂有块粒，量少不畅。身体肥胖，肤色惨白无华，食纳欠强；舌质润而苔少，脉象沉细无力。究其致病之由，妇人自认多属隐秘而不宣。遂询其夫：诉因在行经时过食生冷之品，并当经尽而未尽之际曾触犯房事，月经此后失调，酿成此症。窃思其月经本属血虚，误食生冷之品。血寒则凝，故血行迟至而腹痛，量少而不畅，复犯房事，损伤冲任，精液耗散。气血俱虚，固摄无权难于孕育。余（林岑楼）即予以气血双补之八珍益母汤加行气散瘀之坤草为治，补中寓泄之法。嘱其进七剂，以俟来效。

复诊：诉服药后，经行畅利，腹痛消失，月经行程一周即尽，唯食纳不健，舌苔淡薄，脉象缓而无力。《难经》所谓损其肾者益其精，内经所谓精不足者补之以味。遂继拟归芪六君加杜仲，温中益肾，巩固疗效，嘱忌食生冷之品，慎房劳。后获痊愈，越年孕育。

八珍益母汤：即四君汤、四物汤原方加益母草。

归芪六君汤：六君汤原方加当归、北芪、炒杜仲、续断。

（4）虚寒型不孕症

唐××，女，24岁，桂林人。内科护士。

月经不调，结婚三年不孕，经西医治疗检查，诊为子宫发育不全，右倾后曲，注射黄体酮，并内服兼治，一年余无效，后商余（林岑楼）治疗。其人体表丰腴，但肌肉松弛，面色黄淡暗而不泽。

主诉：每月经潮延后，色淡稀暗，量多，平日白带清稀，腹痛腰酸，小便频数清长，大便稀烂，脉象缓大无力。《脉法》云："缓大为寒，无力为虚。"此属肾中真阳衰微寒，邪积聚胞中而不去，冲任虚损，带脉无力，遂致子宫右倾后曲。方书云："女子不育多属虚寒。"阴盛阳虚，即孤阴不生之义。拟予补肾暖宫除痰清积为治，方为二陈暖宫汤，每月经前十日内连进三服，隔日一服，依法服三个月。药后经信期准，经色红量稍减，腰酸腹痛若失，知其方药中肯，仍照前方依法继服两个月，并嘱其节欲，半年已孕，足月产一女，母女俱健。

二陈暖宫汤：制乌附　肉桂　炒补骨脂　酒洗当归　炒小茴香　核桃仁　连翘　紫石英　鹿胶　淮山　半夏　陈皮　续断　茯苓

（5）脾虚宫寒型不孕症

病例一

孟××，女，32岁，恭城满塘村人。业农。

结婚十四年不育，月经愆期。经西医做妇科检查，诊为子宫发育不全，注射针药及内服历时数月无效，转中医诊治。中医诊断其为积滞瘀结，以破瘀去积论治，体质日益衰败，又有认为气血亏损，用大补气血之八珍十全，前后数年，累更医治，不但无效，而且形气日败，少食嗜卧，面黄肌瘦，头晕目眩，精神疲倦，腰下如浸冷水中，下肢酸软疼痛，喜暖畏寒，月经暗淡量少。细诊其脉，沉迟无力。根据四诊（望、闻、问、切）见症，把握不多，因其时余（林岑楼）行医时间不长，对此症缺乏经验，未即拟方。遂回家参考前代妇科各家著作。经云："任脉充，太冲脉盛，月事以时下，故有子也。"经反复研究，多属冲任亏损，下元衰竭，胞宫虚冷，由于经来失慎，误浴冷水，房劳过度，夺劫精血，命门火衰，不能生土，而健运失常，肺气失宣，不能布达津液以营养冲任，又母虚不能顾子，阳气无由下达而暖胞宫，阴盛阳微，此本独阳不长，孤阴不生。遂拟予以暖胞汤均如经前进服五剂，经后进服当归四逆汤五剂，平日随服金匮肾气丸。更重要的是嘱其消除顾虑，清心寡欲，忌食生冷之品，经期务必保暖下肢，毋使重感寒邪。两个月后食纳增进，腰区自觉温暖，疼痛减轻，精神渐复，经量略增，色呈红淡暗而不鲜，面黄尚欠华泽，但无暗晦之色，脉象近缓而无力，知其胃脉已复，肾阳略振，改用桂附八珍汤和保元汤间服。两个月后复诊，经信期准，色红而鲜量中等，饮食睡眠俨如常人，二便调和，颜面润泽。遂嘱其勿再服药，以饮食温养，慎房劳，戒恼怒。半年已孕，足月产一女，母女健康，全家欣慰，并邀余（林岑楼）赴汤饼之会。

暖胞汤：制乌附　肉桂　炒补骨脂　酒洗当归　炒小茴香　核桃仁　紫石英　鹿胶珠　淮山

桂附八珍汤：即四物汤合四君汤。

保元汤：见本书"三、临症验方歌诀"中的介绍。

病例二

林×，女，28岁，余族侄孙女，恭城人。医院外科护士。

患不孕症。于1958年夏到余（林岑楼）处就诊。主诉：结婚三年余未孕，曾经西医检查和注射服药治疗，卒不获效。月经一向提前，潮时腹痛腰困，先行色暗黑，量多夹块，后来色紫淋漓难尽，面色淡黄晦暗不泽，唇干便秘，心烦，胃纳欠强，诊其脉沉细数。此属阴虚火旺，肝木侮土，疏泄无度，损伤冲任，以致营卫失调，化生之机减退，代谢失常，而致不孕。经云："任脉充，太冲脉盛，月事以时下，故有子也。"今冲任损伤，月经失常，焉能孕育？又经云："治病必求其本。"故应予清营、和血、滋阴，抑肝补脾论治，使其经血调和，按月而至，不期孕而自孕也。拟以加味逍遥散嘱其于经前、后各服三剂，务必清心寡欲。如法连进三个月，症状消失，月事准期而潮，半年后受孕，足月产生一女，母女俱健。

加味逍遥散：当归　白芍　生地　柴胡　牡丹皮　红花　鹿胶　白术　党参　甘草　元胡　炒栀子

（6）肝郁气滞型不孕

黄××，女，28岁，西岭乡人。业农。

结婚八年不育，邀余（林岑楼）诊视。入其门颓垣漏巷，家徒四壁。遂询其日常生活和月经概况。自诉：三代业农，翁姑只生她丈夫一人，婚后双亲衰老，无力参加劳动。除交租完债外，家无隔宿之粮，依靠她夫妇俩砍柴度日，生活困苦不堪，因此夫妇之间为生活所迫，经常吵闹，又因婚后八年不育，后继无人，忧多乐少。年来经期不准，或后或前，色紫黑夹块，量少味臭，经前腹痛胁疼，间有潮热。观其容颜憔悴，家贫无力延医，只就本村草医治疗，日久罔效。细诊其脉弦细而数，弦脉系肝木郁结之征，细数为阴虚之候，水亏不能涵木，火旺血虚，奇经受损，健运失常，故不能孕育。遂拟解郁滋肝汤，以养阴解郁主治，嘱其经前连服一周。如法两个月，以观疗效，并勉其夫妇间须互相谅解，消除烦恼忧郁，阴静阳和而血自生。如期复邀余往诊：据诉依法服两个月后，经期近常，腹痛已减，无潮热现象，量亦转增，色为红紫，无臭味，面容和悦。诊其脉略呈和缓之象，唯嫌尚有弦意，仍照原方去红花，加麦冬。依法服两个月后，她亲往余家就诊。诉月经按时而潮量如常人，色暗红而鲜，已无腹痛感，全身症状消失，精神倍增，体魄日健。另拟加减归脾汤为丸以善其后。经半年曾过访，已受孕三个月无不良反应。足月产一男，母子健康。其夫亲到余家致谢。

解郁滋肝汤：当归　生地　白芍　柴胡　牡丹皮　丹参　鹿胶　红花　白术　党参　桑叶　甘草

（7）气血双虚型不孕症

孟××，女，29岁，恭城西江乡人。业农。

结婚十二年不孕，经潮或前或后，腹中隐痛，少腹挛急，腰区困胀欠暖，喜按，月经潮时更甚；经色暗淡稀薄量多，每次行程周余，疲倦异常，面色淡黄欠泽。胃纳欠佳，小便调，大便软而不畅，脉象迟缓虚涩。拟予归芪建中汤为治，属其服三剂，均在经前进服。

二诊：经一个多月，来所复诊。自诉经潮时，腹痛大减，经色暗红而稍稠，量仍未有显著减少，行程略短，七日已尽，少腹拘急稍舒，腰部困胀如前，脉象较前流畅，仍近弱涩之象。照前方再加补骨脂，于经前连进一周。

三诊：如前法服药一周，月经延期六日方至，但腹区已无隐痛感，少腹拘急腰胀已除，经色红活，量亦略少，平时不感痛苦，俨如常人，面色渐鲜润，周期五至六日，二便正常，精神稍复，脉来中取近和缓之象。照前方服法，继进两个月，全身症状悉除。继以六君汤善其后，月经准期而至。半年后已孕，足月而产一女，母女健康。

归芪建中汤：黄芪六钱　桂枝三钱　白芍六钱　炙甘草二钱　当归四钱　生姜二钱　大枣四枚　饴糖五钱

按：此症系气血两亏，冲任虚损，上方用小建中汤加黄芪，君以饴糖，佐以炙甘草者，本作稼穑甘味，以建中气。经云："精不足者，补之以味。"又曰："急者缓之是也。"以桂枝、生姜、大枣之辛甘宣上焦之阳，所谓辛甘发散为阳是也。气血生于中焦，中虚则木邪肆，故用白芍之苦以泄木和阴，使土木无忤，精气自复，又以当归养血润燥和阳，加黄芪者以补虚塞空，实腠通络。虚者补之以温之谓也。俾阴阳和平则精气血液可复。唯妇人脾肾亏损冲任虚寒不孕者较多。故后方加补骨脂之辛温以扶肾中之真阳。补火生土，运化精微，上输于肺，滋养五脏，而诸虚不足之症悉除，阴阳得以平衡，气血随之和畅，经不调而自调，不期孕而自孕矣。

6. 妊娠恶阻

病例一

林××，女，21岁，恭城西江乡人。业农。

月经逾期一月未行，四肢困倦，胸闷厌食，频呕清涎，头晕目眩，甚则呕吐不休，腹时阵痛，经西医治疗罔效。查前医做闭经治，腰痛增加，复经西医妇科检查，未发现妊娠象征，肌注黄体酮亦无效。继以葡萄糖静脉滴注，症状稍减，精神略好，但仍不能进食。面色暗淡，舌白淡苔少，小便短数，恶心呕吐，水浆不入。细诊其脉，两尺动甚。《黄帝内经·素问》云："足少阴脉动甚者，孕子也。"又云："阴抟阳别谓之有子。"结合四诊（望、闻、问、切），断为妊娠恶阻重症。予以加减沈氏尊生半夏茯苓汤，以养胃滋阴，除痰抑肝主治，三剂后各症减轻，呕止食增。继用六君汤善其后，嘱戒房劳，饮食结合调养，半月康复。后足月而产。

半夏茯苓汤：半夏　茯苓　砂仁　陈皮　甘草　生姜

病例二

刘××，女，38岁，恭城西江乡人。业农。

妊娠月余，上泛清涎，头眩，恶闻油腻，自汗喜睡，疲乏厌食，心烦不安，日见消瘦，小便频数，大便不爽，脉象浮缓，两尺重按不绝。此少阴之气凝结于下，心阳不足，母病及子，脾虚转运失常，胃中水谷精微不能上蒸，聚而成饮，冲脉夹肝气上冲，故食物不入，乃为恶阻。应以补脾健中调营卫，复心阳为治。遂投以桂枝加白术汤，一剂后轻，四剂后而安。

桂枝加白术汤：桂枝　白芍　白术　生姜　大枣　甘草

病例三

龙××，女，30岁，恭城泳棠乡人。业农。

妊娠脘闷痞塞，食减，曾经医治半月，病情转剧，水谷不入，面黄肌瘦，呕吐泛酸，邀余（林岑楼）往诊。诊见其双手按胃脘部，呻吟不绝，惊悸难眠，口干溺短，大便秘结，舌白苔腻，脉象滑动，此为妊娠应有之脉。肾主系胞，因胎元初结，肾虚不能胜任，而少阴之气逆冲上焦，脾胃日虚，不能运布水谷为津液，以致水邪侮土。经云："脾恶湿，故不能消磨水谷，而聚结为饮，上泛清涎酸水。"又云："脾主肌肉。"肌肉失养，故面黄肌瘦。应以健脾安胃折冲利湿论治，遂予以加减香砂平胃散三剂。服药后饮食稍进，泛酸减少，心悸睡眠渐安，唯脉症舌苔仍无变化，根据药后情况及自觉症状，虽有转机，但脉舌如前，应知病根未拔，仍照原方加吴茱萸继服三剂。服药后前症次第减轻，进食知味，夜睡亦宁，脘闷呕逆大减，舌淡苔少，脉象缓和。即拟五味异功散去甘草，以生姜汤送下。三剂后，其全身症状消失。嘱禁房劳，注意饮食以养正，调治半个月后得安。

加减香砂平胃散：见本书"三、临症验方歌诀"中的介绍。

病例四

钟××，女，41岁，恭城和平乡人。业农。

妊娠初期，口苦唇干，胸胁痞满，烦躁失眠，食入则呕，面色青暗，头眩惊悸，呕吐苦水、痰涎，溺赤饮少，舌净质红，脉象浮滑而数。按患者体弱，素蕴痰火，因而胎元初结，气阻下焦而上逆，以伤少阳之和气，则胆不宁夹肾气上冲，致惊悸失眠，呕吐苦水痰涎之症出现。即拟加减温胆汤，以清痰除热、开郁降逆为治。两剂后，呕逆烦躁厌食如前，唯头晕、胸痞、胁满、失眠、惊悸症状有显著减轻，脉象仍属浮滑，但稍转缓。仍照原方加川连、麦冬服两剂后，呕逆烦躁稍平，胸胁稍适，头眩心悸亦随之减退，晚睡亦较前安静，脉象转为浮缓。再投上方去麦冬、川连，加人参、白术，三剂后得安。嘱其寡欲养气，戒食油腻、腥燥、辛辣之品，自能康复。

加减温胆汤：见本书"三、临症验方歌诀"中的介绍。

病例五

郑××，23岁，恭城和平乡人。业农。

初妊，呕吐不休，清涎上泛，米水不入。经前医治疗，俱以人参、白术安胎，黄芩、川连降逆为治，日益加剧，遂邀余（林岑楼）诊视。主诉：此症因月经过期未至，又食生冷之物。诊见其面色惨黄晦暗，唇淡，气短声低，胸满脘闷，频泛清涎，甚则呕吐不休，时或杂有酸味，大便数日一解，小便不畅，色呈淡黄，脉象浮大而滑，舌白苔少，此症系水湿与胃气相抟动，阴盛阳虚，复因胎珠初结，胞宫闭滞，冲气夹胃中水邪上逆而呕吐不已。前医泥于胎萌，忌用干姜、半夏辛热，而欲以补中苦降之品收效，不知此病因妊娠初期误食生冷之物所致，而反以清热苦降附和其阴以助水邪为虐，阻遏中焦，脾胃之气失其上升下降之机。清阳不升，浊阴不降，水不归调而上泛。余拟用安冲汤两剂。服药后呕吐已平，脘闷有显著减轻，气盛声响，脉象浮缓，关部较弱，食欲欠佳，神疲肢软。继以加味五味异功散五剂后告愈。

安冲汤：人参　白术　干姜　半夏

加味五味异功散：即五味异功散加生姜、伏龙肝煎汤。伏龙肝溶水，澄清取液煮药。

按：此方用干姜之辛温以祛寒，半夏降逆以逐饮，人参、白术安中宫土气以制水，阳光普照，荫翳自消。脘闷呕逆之症自可平矣。然干姜、半夏原为妊娠禁药，而不知有病则病受。经云："有故无损，此之谓也。"唯方中之干姜、半夏非确属寒湿水邪侮土冲气上逆而脉实者，应当禁用。故医者必须全面斟酌，四诊八纲，辨证论治，庶不致误。

7. 滑胎（习惯性流产）

病例一

李××，女，26 岁。护士。

于 1958 年 8 月就诊。自诉：结婚六年，均在受孕后三至四个月流产，连续四胎。诊时月经过期一个月，自觉脘闷欲呕，清涎上泛，带下白物，食少疲倦，肢软腹痛，腰区坠胀，大便干结，小便频数量少。诊见其面色淡白不泽，下肢浮肿，舌质淡红苔少，脉象虚大，尺部略细数。根据脉症所见当属妊娠。然该患者情绪极为不安，唯恐再次流产，因过去受孕后经西医治疗，均为无效。因此，转求中医保胎，到医院门诊部商余（林岑楼）诊治。根据上述病理机制，余认为其下元虚惫，精血亏虚，不能养胎，兼之情绪忧郁，致伤心脾，化生乏力。朱丹溪云："阳施阴化而胎乃成。气血虚乏，胎无以养，其胎必坠。正如枝枯而果落，藤痿而花坠，其理一也。"遂拟培元补肾养血安胎之法为治。拟用加味寿胎丸治，从精神上予以安慰，释其顾虑，避免体力劳动，嘱之节欲。每周进三剂，而胎可安保矣。

二诊：一个月后，复来门诊，腰区胀坠显著减退，白带、呕逆如前，脉舌不变，依前方加黄芪、砂仁、麦冬，再进五剂。

三诊：呕平，小便次数减少而量多，食增，下肢尚有轻度浮肿，六脉缓大，继以六君寿胎合剂加减得安，足月产一男孩，母子健康。一年余继育一男孩，亦体健身壮。

加味寿胎丸：菟丝子六钱　桑寄生六钱　续断四钱　阿胶（烊化）三钱　当归四钱　白术五钱　生地五钱　补骨脂四钱

按：菟丝子为蔓生植物，寄生于草木之上，草木因之不茂，且其善吸他物之营养而生长。胎在母腹，若能善吸母之气液，自无下坠之虞。胎为肾所系，皆赖肾脏作强之用，菟丝子大能补肾元，肾旺自能养胎也；且寄生于其他植物之上，经冬不凋，亦善吸空气中化生之物，亦与胎之寄生于母腹中，气类相感，大能使胎气强壮，故本经载其安胎。续断亦补肾之药而其节之断处，皆有丝相连，大有连续维系之意。阿胶系驴皮所熬制，驴胎历十二个月始生，较他物延迟，以其迟能挽流产之速，自当有效，且其阿胶系取阿井之水熬成，阿井为济水之伏流，以之熬胶，最善伏藏血脉，滋阴补肾，故本经亦谓能安胎也。加当归者，补气以生血，阳生阴长，当为活血滋阴，以其精血素亏，冲任失养，脾胃虚弱，生化失常。以白术培土健脾除湿。加补骨脂者，能补肾中之阳；加生地者，能滋肾中之阴。水火既济气血调和，含煦胞宫，胎自安矣。

病例二

杨××，女，27 岁。

主诉：继往月经一向不正常，或前或后，过去曾流产三次，体质虚弱。现月经过期八日未至，头晕胸满，乳胀脘痞，口淡纳差，清涎上泛，脉沉迟略强。予处方一水煎服用。

处方一：桑寄生四钱　菟丝子三钱　白术三钱　黄芩二钱　陈皮钱半　续断三钱　甘草一钱

某年 8 月 26 日，服处方一症状无大变化，换处方二水煎服用。

处方二：沙参三钱　白术五钱　茯苓三钱　陈皮钱半　伏龙肝五钱　桑寄生四钱　菟丝子二钱　艾叶一钱　蒲黄三钱　川连八分

8 月 29 日，服处方二后好转，仍予处方二两剂继续治疗。

8 月 31 日，精神困倦，腰酸痛胀，头晕、清涎略减，白带下如条状，脉虚缓。予处方三治疗。

处方三：桑寄生四钱　菟丝子二钱　艾叶钱半　砂仁二钱　续断三钱　白术四钱　茯苓三钱　麦冬二钱　甘草一钱

9 月 3 日，精神好转，白带腰痛已愈，仍予处方三两剂继续治疗。

9 月 8 日，近日睡眠不宁，腰痛，白带又下。改用处方四治疗。

处方四：菟丝子三钱　桑寄生三钱　砂仁三钱　白术四钱　续断

三钱　陈皮钱半　川朴钱半　甘草一钱

9月15日，白带已少，腰胀减，上泛清涎，梦多，胎动不安。改用处方五治疗。

处方五：北沙参三钱　砂仁二钱　白术三钱　续断三钱　生姜一钱　桂枝一钱　菟丝子三钱　桑寄生四钱　当归三钱　甘草钱半

10月16日，腰腹胀痛减轻，清涎略减，欲吐，小便多。改用处方六治疗。

处方六：白术四钱　菟丝子四钱　续断三钱　补骨脂三钱　砂仁二钱　益智仁三钱　桑螵蛸三钱　当归三钱　淮山四钱　肉桂八分

10月29日，主诉近几日来腰部又胀痛，上泛清涎，白带仍有些少。改用处方七治疗。

处方七：白术四钱　茯苓三钱　桑寄生五钱　海螵蛸三钱　续断四钱　藿香二钱　砂仁二钱　桑螵蛸三钱　橘络二钱　生姜二钱

次年2月16日，妊娠已七个月，腰部复又有些胀，胃纳欠佳。予处方八治疗。

处方八：白术四钱　当归三钱　茯苓三钱　桑寄生四钱　砂仁二钱　黄芩三钱　续断三钱　白芍三钱

次年2月18日，症状减轻，仍予处方八两剂治疗。服药后症状慢慢消除，胎儿安，后顺产一儿。

按：该患者之习惯性流产，乃由于其体质素虚，血气衰弱，冲任损虚，胞胎失养所致。此次治疗首当使其体质恢复，强健脾胃，调和气血，养护胞胎。根据其体质的具体情况及症状施以补气、固血、养胎，使气血得以调和，体质康复，胎亦得养，故能产子。

8. 产后病

（1）产后胎衣不下

蓝××，女，27岁，恭城城厢人。业农。

产后半日胞衣不下，病势危急。是夜五更叩门，商我（林岑楼）救治，即同往诊。见其家人围绕床前，患者呻吟不绝，时复昏迷，病势甚为危急。询其病情，只以手指腹示意，面色时复潮红，唇干舌绛，诊其腹，拒按不可触摸，四肢厥逆。复询其产后经过，家人代诉，产时恶露不多，约半日已止，胎衣未下，从而腹痛加剧，辗转不安，时有神昏拘挛。细诊其脉沉细，两尺有力，此为产后风寒侵入胞中，瘀为寒凝，胞阻不下，血与气结，上迫心君，经脉因之失养，故而导致神昏，厥逆拘挛腹痛之症，急拟用失笑散六丸，嘱其分两次以温开水送下。令其垫高头部，进药约半时许腹痛加剧，甚为不安，知其药力尚未达到目的，遂嘱如法继进一次，少顷瘀血夹块大下，即令家人扶患者起立，并以发探口中，胎衣随血排出。患者昏晕睡去，二时方醒，腹区松软，痛胀轻微，四肢温，拘挛止，思食，进热粥一碗，继续睡去，天大明方醒。瘀块已尽，血液暗紫，全身症状减退。另拟安营佛手散加黄芪两剂。饮食增进，精神渐健，嘱其停药给予肉类补充，以扶正除邪。

失笑散：蒲黄、五灵脂共研为末。每次服三钱，以米醋送服。

安营佛手散：见本书"三、临症验方歌诀"中的介绍。

（2）产后恶露冲心

黄××，女，24岁，恭城西岭乡人。边农边商。

患者系初产妇，经日方产。产后半日许，腹区绞痛，坐卧不安，经西医检查，认为产后失血过多，并嘱其卧床时垫起臀部，高于头部，防止血液下泄，遂即注射止血针药，内服镇静剂，益增恶化，时有呕逆，谵语，不省人事，势极危笃。邀余（林岑楼）往诊。诊见患者体尚未衰，两颧发红，唇红干燥，气粗，昏迷不醒，奄奄一息；舌苔无法看到，四肢温暖，脉象沉实，两寸尤甚。家人代诉：产时下血大半日，后恶露甚少，时或停止不行，初觉腹痛胸满，经西医治疗后，恶露不行，病势增剧，至今两日，转成危候。据四诊（望、闻、问、切）分析系产后恶露不行，上干清阳之位，夹心火上冲，肺金受克，失其清肃，使精气不能宣布下达，郁结上焦，扰动心神，胃气亦乱，以致神昏谵语，呕逆之危候。急嘱家人垫起头部，放低下身，急以夺命散破结下瘀定痛为治。一剂后而瘀块大下，神志稍清，呼唤省人事，并能张口，苔红欠津，欲睡不宁，脉转缓和而流利。遂转拟加味养荣汤从缓图之。经云："大毒治病十去其六，常毒治病十去其七，小毒治疗十去其八，无毒治病十去其九也。"嘱其停药三日，再服养荣汤三剂，加以饮食调养，幸而告痊愈。

夺命散：没药、血竭、牛膝各二钱，共研粉末，分两包，均用童小便加米酒各一杯温服。

养荣汤：党参 茯苓 熟地 白芍 当归 远志 五味子 陈皮 黄芪 肉桂 炮姜 甘草

（3）产后外感

刘××，女，33岁，恭城和平乡人。业农。

患产后中风，经中医治疗半月无效，延余（林岑楼）诊治。症见发热汗出，面赤，项强，头痛，气喘，唇干，口渴，时复神昏抽搐，脉象浮缓，舌红苔白面粗。前医泥于产后宜温之说，大肆温补，不但无效，反而加剧，而不知产后血虚亏，表虚汗泄，易中风邪。经云："邪之所凑，其气必虚。"故有发热、头痛、项强、神昏抽搐等症状，施治不得其当，邪入于里，而成逆症。此为太阳阳明受邪，即拟加味竹叶汤以投之，盖发热面赤者，有热也。方中君以竹叶，用党参者，以产后而喘为不足也，颈项强急风邪之甚，故佐制附子、葛根治刚痉，又以防风治内痉，桂枝治柔痉，生姜散风邪，桔梗除风痰，甘草和诸药，大枣以助脾，则发中有补也。稍使独活、钩藤平肝木之风热以定抽搐。服药后得微汗，气喘亦平，热退痉除。经云："体若燔炭，汗出即散。"继进一服，全身症状缓解，脉象近和，能食得寐，但时有微汗，转动时头晕微喘。转拟加味消风四物汤，五剂而愈。嘱其续以饮食营养调护，遂安健如常。

加味竹叶汤：竹叶 葛根 防风 桔梗 党参 炙甘草 制附子 桂枝 生姜 大枣 钩藤 独活

加味消风四物汤：当归 川芎 白芍 熟地 荆芥穗 防风 肉桂 炙甘草 黄芪 大枣 丝瓜络

（4）产后血虚头痛

林××，女，39岁，恭城西江乡人。业农。

自诉：产后头痛颇剧，面色惨白，四肢欠温，外无寒热身痛，内无腹痛，感觉味和能食，唯临产时流血过多，经两旬方尽，继而头痛不休，晚间更甚。细诊其脉，沉细而涩，唇淡苔净，知其冲任受损，气血两亏，肝风内动上干头部而作痛，方用加味八珍汤主治，一剂后各症轻，三剂后得安。

加味八珍汤：四物、四君汤加蔓荆子。

（5）产后遗溺

病例一

骆××，女，42岁，恭城西岭乡人。业农。

素体虚寒，产后小便频数清长，时复遗溺不禁，大便稀溏，倦怠，少睡，腰痛，口渴，烦躁，迭经医治，一个多月余无效，邀余（林岑楼）诊视。诊见其面黄肌瘦，懒言食少，脉象沉细无力，舌红苔少。此症原为产育奇经亏损，肾阳虚惫，命门火衰不能生土，土虚不能制水，肾虚不能蒸发为地气之上升，以濡养五脏百骸，直从二便渗泄，致成遗溺、便溏、腰痛等症。应以养阴益火生土论治，拟金匮肾气丸加补骨脂、肉豆蔻做汤主之。经云："实则泻其子，虚则补其母也。"又云："形不足者，温之以气，精不足者，补之以味是也。"进五剂后，小便次数减少，大便转健，腰痛亦随之递减，脉象仍属沉细，唯应指有神，遗溺尚未尽除。照上方加桑螵蛸、益智仁配一料为丸，每日早、晚空腹各进一次，每次四至五钱，以淡姜汤送下，照法连服十日。服药后，小便近常，且无遗溺，精神食纳增强，口渴已止，脉象缓而有神，知其肾阳已复，胃气得健。继服前丸一料后，一个多月康复。

病例二

何××，女，中年，恭城嘉会乡人。业农。

产后遗尿历时两个月，医治无效。其人体胖不实，面色黄暗，腰痛颇甚，转侧维艰，小便频数清长，余滴不尽，如漏卮然，大便如常，脉象虚大，尺部濡涩。窃思肾以系胞，产后多伤肾气，肾脏虚寒，命门火衰，不能生土，水不受制，无火蒸发，直走下焦，膀胱不能约束，遂导致此症。以金匮肾气丸滋阴补火，加益智仁、桑螵蛸以缩泉固滑。制以蜜者，甘以缓之。经云："急者缓之。"服药两剂后症状轻，继服一旬得安。

（6）产后泄泻

陈××，女，30岁，恭城泳棠乡人。业农。

　　产后半月下痢清稀，腹满疼痛肠鸣。经前医治疗半个月，以行气消导之品为治，泄泻反增，小便短少，腹满加剧，食少神疲，四肢浮肿，面色苍白；苔白滑腻，细诊其脉，浮取大缓，沉候细涩。此系脾、肾两亏，兼之产后复伤冲任，肾火衰微，脾虚不能腐熟水谷，不能制水而泛滥四肢腹间，故为下利肢浮之症。经云："诸病水液，澄澈清冷，皆属于寒。"遂以温补脾肾为主，拟用四神异功散。第二服后症减，第五服后下痢止，肢肿已消，小便量增，能食知味，唯精神体质尚未恢复。继拟归脾汤加故芷炼蜜为丸进服，一个月后得安。

　　四神异功散：吴茱萸　补骨脂　肉豆蔻（去油）　　五味子　大枣　干姜　党参　茯苓　陈皮　甘草

　　归脾汤：见本书"三、临症验方歌诀"中的介绍。

　　（7）阴挺（子宫脱垂）

　　病例一

　　王××，女，40岁，恭城和平乡人。业农。

　　产后子宫脱垂，久治未愈，历时一个多月余。症见肌肉消瘦，面色萎白，精神萎靡，极度衰弱，嗜卧少食，阴挺不收，清稀液不断排出，少腹胀坠，头晕目眩，行动微喘，大便软而不畅，小便频数量少，唇淡苔白，脉象浮而无力。因患者素体血气两亏，产乳过众，复因产时用力过度损伤冲任，中气下陷，而至阴挺；中土既衰，健运失常，津液不能上达，而下为带；食纳减少，脾主肌肉，故日见消瘦。非用升陷补中难以奏效，遂拟补中益气加白芍、川芎连进一周。服药后静卧阴挺收缩，起床行动仍是挺出，但少腹胀已有显著减轻，能食知味，精神略振，脉象缓而无力，但仍有神。再照前方加粟壳一味，继服一周。阴挺等症向愈，日渐恢复健康。后因农忙参加重力劳动，前症复发，但较轻，又商于余（林岑楼）。嘱其依前方治疗一周，继服十全大补丸一个月，巩固疗效，后不复发。

　　加味补中益气汤：党参　白术　黄芪　陈皮　升麻　柴胡　当归　炙甘草　白芍　川芎

病例二

余（林岑楼）妻妹罗氏，49岁，寡居。

患子宫脱垂，初不愿告人，更不愿诉之医师，未经医治，延至半年。春节探亲宿于余家，遂托其姐代诉。因夏收、夏种农忙时期，早出晚归，劳累过度，腰区困胀，少腹垂坠，大便用力努挣而致阴挺。初时晚睡尚能收缩，起床行动仍复脱出。素有白带病史，嗜卧能食欠味，头晕不能干重活，声音低细，面黄消瘦，日益恶化，阴挺不收。细诊其脉浮大无力。经云："浮为阳，无力为虚。"此为阳气下陷，拟予补中益气汤加味五剂。服药后，腰胀少腹垂坠有显著减轻，晚睡阴挺收缩，晨起行动脱出如前，唯觉饮食味复，精神略振，脉象浮缓有神。前方加粟壳、白果，并另拟用猪油调藜芦粉外敷子宫脱出部分，并嘱适当休息，多睡为佳。调治一个月，子宫收缩如常，白带亦止；两个月余康复，参加生产，终不复发。

内服处方：补中益气汤加川芎、白芍、续断，后加粟壳、白果。

外用方：猪油调藜芦粉，外敷患处。

按：此症因劳致伤中气，清阳下陷于阴，肾为阴中之阴，阴为阳所扰，闭藏失职，故阴挺不收。方用续断、黄芪、川芎、柴胡之补气收提，白术、甘草、党参之补脾和中；气虚而营血不利，以川芎、当归助黄芪之补阳气而生阴血；柴胡通上焦之阳，陈皮行气，以调和上下，俾清升而浊降；又以续断补肾、白芍敛阴；更以粟壳、白果之收敛。故阴挺之症愈矣。

（8）产后乳少

杨××，女，中年。

产后乳汁短少，经西医治疗数日无效，后到医院门诊求治于我（林岑楼）。诊见其素体肥胖，面黄不泽，乳房亦不胀，食纳欠强，小便正常，大便秘，心悸难寐，唇舌惨白，脉象沉弱。此症由于中土亏虚不能散精奉心化血。冲脉隶于阳明，升而为乳，降则为经，心气虚，故不能上达下行，有碍生化，由是脉象沉弱，而乳缺如。用人参养荣汤以滋化源，脾胃健旺，精血乃生，奇经得养，乳汁自增。于养荣汤中，加入天花粉、穿山甲、王不留行，意在达到滋液通乳之目的。服药两剂后，乳房增大，乳汁增多，食纳转强，脉近和缓，夜睡已宁，心悸平定。以前方王不留行、穿山甲减半，并改用猪蹄汤煎药，三剂后乳汁增加。继以前方三服加以营养适当调养，戒怒恼，禁食辛辣、香燥之品，自能恢复如常。

处方：人参养荣汤加王不留行、穿山甲、天花粉。

（9）乳痈

病例一

刘××，女，中年，恭城嘉会乡人。业农。

产后月余，小儿夭殇，悲痛忧郁兼之无人吮乳，遂致乳腺郁结不通，右乳上部硬结，红肿疼痛，时历三日，适余（林岑楼）回栗矿区工作，途经该处，邀余诊治。该患者形气未衰，面红唇赤，患处灼热，且有刺痛感，小便短赤，大便秘结，睡不安枕；舌质红苔白粗腻，脉象弦滑，关上数实。窃思此症，主在肝胃心脾，乳头属肝，乳房属胃，而心脾郁结，热气相持，结积为核。如古籍所载：局部皮色不变，不肿不痛属阴，红肿疼痛属阳。当知该症从阳，更应知其患处刺痛跳动，则脓将成，应以平肝开郁、清热养液为法，拟以消毒饮，加穿山甲、皂角刺一服。服药后痛减稍安。次晨检查患处，四周红退，肿亦略消，唯患处仍有灼热跳动感。按前方加黄芪内服，外用如意金黄散调葱汁、蜂蜜糖敷之。翌晨结核处穿一小孔，排出黏脓，肿消痛止。继用托里排脓之剂，并以银花、蒲公英煎汤洗患处以清余毒三剂后，脓尽肌生，旬日告愈。

加味消毒饮：青皮　白芷　当归　浙贝母　僵虫　天花粉　银花　穿山甲　皂角刺　柴胡　甘草

外用方：银花、蒲公英煎汤洗患处。

按：此症因小孩夭殇，无人吮乳，而乳腺暴闭，兼之情志抑遏，肝郁侮土，胃气阻遏不行，气与热结则从水化而成溃脓。经云：营气不从，逆于肉理，乃生痈肿。方中以当归滋血，柴胡、浙贝母平肝开郁，青皮、白芷、僵虫消风破滞，天花粉、银花清热养液，穿山甲通络，皂角刺祛风破积，直达病灶，甘草缓留胃中，而尽药力之功用，外用蒲公英、银花以期达到败毒清热的作用，故其效更为显著。

病例二

王××，女，20 岁。业农。

1958 年冬季，从辽宁回家。当时，小孩出生才四个月，正为哺乳期间，由于南方潮湿，生活环境改变，水土不服。1959 年 2 月中旬，右乳腺陡然闭塞，红肿胀痛，硬结如核桃大，局部潮热，晚睡不宁，饮食无味，唇干口渴，舌苔腻滑，但无表征兼见。据中医辨证论治，系湿热蕴积阳明胃府，水与气结，壅遏成脓，即古籍所谓"吹乳"。用如意金黄散调冷开水外敷，先以蒲公英、银花煎汤熏洗患处，一日三四次。翌晨红退，肿消痛减。仍依前法治疗两日，内服蒲公英、银花、甘草梢，以急流水煎服。两剂后症状基本消失，遂停药只用外洗法数日告愈。

按：此方有破滞、行瘀、清湿热、消红肿的作用，故能收到满意效果。凡一切初起红肿疼痛之阳毒痈症，此方确有奇效，不妨试用。

病例三

傅姓妇人，中年。业农。

产后三个月左乳颈破裂，灼热刺痛，不能给小儿吮吸，乳腺渐次闭塞，结核如核桃大，局部潮热，红肿刺痛。经三日，发展甚速，日夜不安，烦躁少食，由于小儿热气感染，乳头以致破裂，复因断乳，热邪乳汁抟结而成，外敷蒲公英膏，内服加味龙胆泻肝汤，五日后红退、肿消、痛止，得安。

加味龙胆泻肝汤：木通　柴胡　车前草　生地　赤芍　龙胆草归尾　栀子　黄芩　蒲公英　泽泻　甘草

蒲公英膏：蒲公英、赤芍、白芷、穿山甲、天花粉各适量，熬胶外敷。

病例四

何××，女，中年，恭城泳棠乡人。业农。

患乳痈二十余日，经中草医治疗无效，适余（林岑楼）出诊，过其门邀余诊治。诊见其面色苍暗，唇淡苔白。诊查患处，右乳房内侧漫肿木硬，皮色不变，经两旬未消，亦未溃，肿多痛少，胸区痞满，甚为不适；口渴苦，大便量少，时溏时结，小便尚调，饮食少进，脉象浮涩。询其病因，为产后多食生冷、腻滞之物，乳汁逐渐减少，而至不行，遂成此症。按此症由于产后虚寒，饮食不节，误食生冷、油腻之物，痰湿纠结，阻滞中焦，胃脉不通，影响乳汁分泌致成此症。查前医误为热结，内外治法，均为清热之品。寒则凝结，气郁不化如雪上加霜，遂予以复原通气散主之，方中小茴香、元胡、陈皮、木香行滞，增进血液之循环，穿山甲通经络、溃痈疽，白丑色白入肺，主治上焦为引；外用白芷、葱头煎汤温洗患处。一剂后症减轻，三剂后肿消结散，善后改用益气养荣汤连进三日后，乳汁渐行，旬余得安。

复原通气散：陈皮　南木香　小茴香　炮穿山甲　元胡　白丑
甘草

益气养荣汤：党参　茯苓　陈皮　浙贝母　香附　当归　川芎
黄芪　熟地　白芍　桔梗　白术　柴胡　炙甘草

（10）乳汁不行

黄××，女，年40岁，恭城泳棠乡人。业农。

产后数日乳腺不通，乳房胀大疼痛，家贫无力延医，自行到余（林岑楼）家就诊。自诉：产时恶露较少，三日将尽。初时左乳头上寸许结核局部发热，腹区疼痛，胸膈胀滞不适，乳汁不行，患处逐渐红肿疼痛。诊其脉浮弦寸关为显。按此症，系血气壅滞，抟结不通，中焦气化不行，故致乳腺闭塞。方用加味涌泉汤以利滞通窍滋液论治。方书云："中结者使之旁达。"又云："通则不痛是也。"三剂后复来就诊，据诉各症减退，脉亦转缓，仍予以前方用猪蹄炖汤煎药两剂。三诊胀痛消失，硬结亦散，遂嘱其停药，以生蒲公英、葱白捣敷患处，嘱其节饮食，忌食辛辣、香燥之物，戒恼怒，便自可痊愈。

加味涌泉汤：白丁香　王不留行　天花粉　漏芦　白芷　僵蚕
外用方：生蒲公英、葱白适量，捣敷患处。

（11）乳漏

唐××，女，45岁，恭城西江乡人。业农。

产后患乳漏症，历时两个月，累医无效。体质消瘦，面白惨淡，乳汁清淡，频流不断，但饮食、二便如常，只觉精神疲困，苔薄白，脉来浮数虚大，沉取细弱。症为气血俱盈，卫外之阳不固，乳管失约束之力，遂成乳漏；土虚不能生金，肺金失其节制之司，水谷津液不能布达而聚于胃，无节制排出。属虚症无疑。拟以十全大补汤倍加参芪，大补气血培土益中为治。倍参芪者，乃以卫外固摄而收缩乳腺，培土制水不使泛滥。经云："虚者补之。"又云："虚则补其母。"服三剂后，乳汁排量显著减少，汁稍浓厚。继服一周，乳回如常。

（四）儿科类

1. 胎黄

陈××，男，婴儿，1960年3月29日就诊。

患儿出生八天，面目、皮肤发黄如橘色，大便青，小便短黄，口唇干红，舌苔浊腻，烦躁喜哭，日夜不宁，少食乳，指纹隐微难见，身有微热，此属阳黄可知。前贤医籍所载："脾胃有热，湿困于中，湿热交蒸而发黄。"系属阳黄之征候，至于本症病因，由于母体受胎后，过食油腻、香燥、辛辣之物，其积于胃，移热于胎所致。故遂法仲景茵陈汤加味，以清热利水、化湿除黄论治。

3月30日，二诊，母代诉：烦躁减轻，二便如前，发黄未见显著减退。仍照上方加灯心草、滑石一剂。

3月31日，三诊，母代诉：小便转淡量增，烦躁续减，皮肤面目黄色亦觉转淡。拟上方再加龙胆草一剂。

4月1日，四诊，母代诉：二便转常，面目皮肤黄退，今晨食乳呕吐。改用茵陈温胆汤加减。诸症除，二便如常，胃和能食，遂嘱停药，注意调摄，数日后恢复健康。

茵陈汤：茵陈蒿　栀子　大黄　芦根　蝉衣　竹叶　甘草

茵陈温胆汤：茵陈蒿　栀子　半夏　竹茹　枳实　茯苓　陈皮　甘草

2. 麻疹

解××，男，4岁。家住南宁市。

患麻疹于1960年4月1日来医院门诊。其母代诉：从3月26日开始发热，烦躁发狂；3月29日腹背隐疹于皮下，时现时隐。经西医诊断为时感发烧，注射西林针药及内服药（不明何药）后热度反增，坐卧不安，故急转医院诊治。体温检查，腋下温度为38.6℃，面色暗红，唇干鼻塞，烦躁谵语，口渴引饮，喘咳痰鸣，四肢厥冷，头面胸背疹点已现，但色暗紫，颗粒不分，未达四肢，大便不畅，小便短涩，指纹暗紫且欠流利。据诊查所见，为阳邪火旺之气，郁遏肤表不能畅达外透，有内陷趋势，其症非轻。遂依古法予处方一以宣毒发表、化毒生津治之。

处方一：黄芩　连翘　牛蒡子　赤芍　紫草　芦根　蝉衣　桑白皮　地骨皮　薄荷　花粉　葛根

二诊：次日早上，余（林岑楼）亲到病家诊治。据其母代诉：昨日服药后晚上发热略减，烦躁稍宁，口渴饮少，谵语稀少，大便一次，稀溏味臭，小便亦较前畅利，腋下温度为37.2℃。查全身疹点已达四肢，且转温，疹色已转鲜润红活，但喉间痰鸣、鼻干唇燥尚未有显著的变化，指纹虽仍见红紫，但幸无滞涩之象。仍予原方去薄荷、地骨皮，加浙贝母、麦冬，嘱其进一服。

三诊：疹转收落，发热续退，神志清爽，晚睡较前安静，咳喘轻松痰少，二便近常，食纳可进；唯皮肤枯燥，脱落皮屑，此为热邪耗竭精血，津液不能湿润皮肤。遂拟甘缓滋阴养血两剂以善其后。两剂后，全身症状消失，获痊愈，遂嘱其勿药，慎加护理，半个月后恢复健康。

按：麻疹一症，古代文献的记载甚为详明，如金鉴痘疹心法，更为具体，大凡麻疹未出透彻，先宜宣毒发表，使疹毒尽达肤表。若早用凉药，致使热毒冰伏而内陷，导致便闭、烦渴、谵语、神昏之笃候。若已透达，当以清利、解毒、养液之品，清在内之余热，以免他症从生。麻疹属阳候，热甚则阴液受伤，血为所耗，故收后，当以养血滋液为主，可保万全。此为首尾治疹之大法，故于临症时，必须掌握四诊八纲、辨证论治的整体观念，全面分析，认清顺逆，丝毫不可疏忽。麻疹虽轻于痘但其变化之速，则在顷刻间也，同道者共其勉之慎之。

三、临症验方歌诀

（一）感冒类

荆防败毒散加减

【药　品】

荆芥钱半　防风二钱　川芎一钱　姜活二钱　柴胡二钱　前胡二钱　桔梗钱半　枳壳钱半　茯苓二钱　独活钱半　甘草一钱　生姜三片　广枣三钱

【制服法】

净水两大盅煎至一小盅，分两次温服。

【功　效】

升阳发表，解肌败毒。

【适应证】

感冒初起，恶寒发热，身痛，头、项强痛，或咳嗽无汗，口淡苔白，脉浮弦滑。

附兼症加减法：为阳疮初起，尚未成脓，恶寒热者，上方加赤芍、银花、乳香。

【方　歌】

荆防败毒草苓芎　姜独柴前枳桔同
头痛项强兼寒热　升阳发散奏宏功
阳疮初起如疟状　赤芍银花乳香通
前贤立法参造化　灵活运用效无穷

人参败毒散加减

【药　品】

党参钱半　川芎一钱　茯苓二钱　姜活二钱　独活钱半　柴胡二钱　前胡二钱　枳壳钱半　桔梗钱半　甘草一钱　广枣三枚

【制服法】

净水三盅煎至一盅，分两次温服。

【功　效】

解毒发表，扶正祛邪。

【适应证】

身体虚弱或年纪较大者，患感冒初起，疲困嗜卧，寒热轻微，头身尽痛，项强，舌白口淡。

附兼症加减法：感受寒邪不解，恶寒发热，下痢红白者加川连、木香，噤口痢者加陈仓米。如狂犬咬伤加银花一两、紫竹根八钱、大黄五钱甚效。

【方　歌】

人参败毒草苓芎　　姜独柴前枳桔同

瘟疫伤寒噤口痢　　陈仓粳米颇和中

赤多白少热偏重　　加入香连自有功

狂犬咬伤加三味　　银黄紫竹显神通

香苏饮

【药　品】

苏叶三钱　制香附钱半　厚朴三钱　陈皮钱半　去皮北杏仁二钱　甘草一钱　生姜三片　葱白三茎

【制服法】

净水两盅煎至一盅水，分两次温服，覆取微汗。

【功　效】

行气调血，发表解肌。

【适应证】

治四时感冒，鼻塞咳嗽、头晕恶风无汗，脉浮者。

【方　歌】

香苏杏朴草陈皮　汗顾阴阳用颇奇

发汗解肌调气血　症轻麻桂不妨施

九味姜活汤

【药　品】

防风二钱　姜活二钱　白芷二钱　细辛六分　苍术二钱　川芎钱半　生地二钱　黄芩钱半　甘草一钱　姜、葱（引）适量

【制服法】

净水两盅半煎至一盅，分两次温服。

【功　效】

发表解肌，通阳除湿。

【适应证】

治感冒初起，三阳受邪，头疼身痛，恶风自汗。

【方　歌】

九味姜活用防风　姜芷辛苍草与芎

汗本于阴芩地妙　三阳解表一方通

柴葛解肌汤

【药　品】

柴胡二钱　葛根三钱　生石膏五钱　姜活钱半　白芷钱半　黄芩二钱　白芍二钱　桔梗二钱　升麻五分　甘草五分　生姜、大枣（引）

【制服法】

净水二盅煎至一盅分两次温服，覆取微汗。

【功　效】

升阳解表，疏风除湿。

【适应证】

三阳合病，头疼恶寒发热，心烦不眠，咽干耳聋，目痛鼻干，无汗。

【方　歌】

解肌柴葛芷桔芎　姜枣石膏草芩同

姜活疏风兼胜湿　三阳合病可建功

银翘散

【药　品】

连翘一两　银花一两　桔梗六钱　葛根六钱　牛蒡子五钱　薄荷三钱　竹叶四钱　荆芥穗四钱　淡豆豉五钱　甘草四钱　芦根六钱（另包）

【制服法】

上药共研细末过筛，备用。每次用芦根汤送下六钱，一日三服，病重者夜再进一服。

【功　效】

清热疏风，辛凉解表。

【适应证】

感冒发热，头痛目赤，项肿喉痛，溺赤，脉象浮数。

【方　歌】

银翘散里葛牛蒡　桔梗芦根豆豉尝
甘草竹叶荆荷共　风热平剂用辛凉

小柴胡去参加青皮汤

【药　品】

柴胡五钱　半夏三钱　黄芩三钱　甘草一钱　大枣五枚　生姜二钱　青皮二钱

【制服法】

净水四盅煎至二盅去渣，再煎至一盅。上药分两次温服，清晨服一次，疟前1时服一次。

【功　效】

转运枢机，调和阴阳。

【适应证】

少阳病初起，恶寒发热，一日一发作，有定时，胁下苦满，心烦喜呕，头眩口苦。

【方　歌】

小柴胡汤去人参　邪正强弱仔细分
柴夏黄芩姜枣草　青皮加入显奇能

小柴胡加常山汤

【药　品】

即小柴胡汤原方加酒炒常山三钱。

【制服法】

净水三盅煎至一盅，过滤取液；再加水两盅煎至一盅。两煎药液混合，分两次温服，清晨服一次，疟前1时服一次。

【功　效】

祛痰截疟，和解少阳。

【适应证】

疟成三发后，先寒后热，定时发作，目眩口苦，脉象弦滑。

【方　歌】

小柴胡汤照原方　加入常山力倍强
疟待三发适应用　驱疟逐邪效彰彰

小柴胡加桂枝汤

【药　品】

即小柴胡原方去参加桂枝、白芍。

【制服法】

净水三盅煎至一盅，分两次，均须在病发作前1时温服。

【功　效】

调和营卫，和解少阳。

【适应证】

外感风寒，呕逆、心下支结，汗出，恶寒发热，往来如疟，寒多热少，脉象浮弦。

【方　歌】

小柴剂里去参良　加桂加芍绝妙方
汗出恶风如疟状　调和营卫自安康

柴胡石膏汤

【药　品】

即小柴胡汤原方去半夏加生石膏、天花粉。

【制服法】

净水四盅，先煎石膏约 20 分钟，再入诸药同煎为一盅。病发作前 1 时服一次，热退后服一次，分两次服完。

【功　效】

清热和解，祛暑生津。

【适应证】

治寒热往来，寒轻热重或单热不寒，头痛鼻干口渴，胸胁烦满，每日均于甲至戌（15 时至 21 时）时发作，脉象长弦，舌白苔黄，干燥。少阳未罢，转属阳明者。

【方　歌】

柴胡汤症应分论　花粉石膏祛暑温

烦渴鼻干偏热重　辛寒和解令津生

柴苓汤

【药　品】

柴胡四钱　黄芩二钱　半夏二钱　天花粉二钱　猪苓二钱　泽泻二钱　桂枝一钱　白术二钱　党参钱半　木通钱半　甘草一钱　大枣三钱　生姜钱半

【制服法】

净水适量煎至一盅，分两次服完，清晨一次，发作前 1 时一次，均宜温服。

【功　效】

清温和解，化气利湿。

【适应证】

寒热往来，口渴，小便不利，微汗出，胁满呕逆，脉浮数。

【方　歌】

柴苓草枣夏生姜　参泽苓通花粉将

术桂安中清水府　此方效用在三阳

柴胡葛根汤

【药　品】

柴胡三钱　葛根三钱　石膏三钱　天花粉三钱　黄芩三钱　牛蒡子二钱　连翘二钱　桔梗二钱　升麻五分　甘草五分

【制服法】

净水两盅煎至一盅，分两次不拘时服。

【功　效】

疏解表邪，清热解毒。

【适应证】

伤寒往来寒热，腮肿，目赤无汗，口渴头痛，脉象实数，舌白苔黄。

【方　歌】

柴葛汤里用石膏　花粉升芩桔草翘
化毒牛蒡参为伍　伤寒腮肿此方饶

柴胡姜桂汤

【药　品】

柴胡五钱　桂枝二钱　干姜钱半　生牡蛎四钱　天花粉二钱　黄芩二钱　炙甘草一钱

【制服法】

净水四盅煮至两盅，去渣再煎取一盅。分两次温服，清晨服一次，在发作前1时服一次，以汗出为度。

【功　效】

调和营卫，温清散结。

【适应证】

误汗下后，胸满微结，小便不利，渴而不呕，头汗出，往来寒热，寒多热少或但寒不热。

【方　歌】

柴胡姜桂草芩宗　牡蛎花粉量不同

汗下误投胸胁满　　服之得汗即轻松

柴胡知母汤

【药　品】

柴胡四钱　知母二钱　党参二钱　黄芩二钱　当归二钱　土炒白术二钱　甘草一钱　姜、枣（引）适量

【制服法】

清水三盅煎至一盅，分两次温服，以汗出为度。

【功　效】

补土安中，清金平木。

【适应证】

治妊娠患少阳症，往来寒热，或胎动不安，胸闷烦满，胁下支结。

【方　歌】

柴胡知母草芩姜　　归术人参妊娠方

大枣和中安胎气　　妊娠热感主之良

柴胡地骨皮饮

【药　品】

酒洗当归三钱　川芎钱半　白芍二钱　熟地三钱　地骨皮三钱牡丹皮三钱　柴胡三钱

【制服法】

净水三盅煎至一盅，分两次温服。

【功　效】

滋阴退热，平肝养血。

【适应证】

阴虚火旺，骨蒸潮热，日静夜剧，或妇人热入血室、发热如疟。

【方　歌】

柴胡地骨四物君　　阴邪伤营应救阴

柴骨牡丹凉寓补　　肝经火郁自能平

加味清脾饮

【药　品】

青皮钱半　草果钱半　川朴二钱　白术钱半　柴胡三钱　茯苓二钱　黄芩二钱　半夏二钱　炙甘草一钱　生姜三片　大枣三枚

【制服法】

净水三盅煎至一盅，在疟前 1 时一次服完。

【功　效】

去积逐痰，清脾和解。

【适应证】

疫积成疟，寒少热多，口苦溺赤，便秘，脉象弦滑，或经汗下后，仍作疟者宜之。

【方　歌】

清脾柴半草芩甘　苓术朴青姜枣餐

功用行痰祛积滞　肝木调达土亦安

大柴胡汤

【药　品】

柴胡六钱　半夏三钱　黄芩三钱　白芍二钱　枳实三钱　大黄五钱　生姜三钱　大枣五枚

【制服法】

净水三盅煎至一盅，分两次温服，隔 4 小时服一次。

【功　效】

疏肝和解，除满清热。

【适应证】

伤寒已传阳明，少阳未尽，心烦便秘，心下痞满，呕吐不止，寒热往来，脉沉实，舌苔黄欠津。

【禁　忌】

如寒热往来，心烦喜呕不吐，脉浮缓，便溏者禁服。

【方　歌】

大柴胡汤枳芍良　除满清热佐大黄

姜枣调中佐芩夏　心烦呕逆效相当

（二）咳嗽类

加味小青龙汤

【药　品】

麻黄钱半　桂枝钱半　白芍二钱　细辛五分　五味子五分　半夏三钱　杏仁二钱　甘草一钱　生姜三片

【制服法】

净水两盅，先煎麻黄数沸，去上沫，再入诸药同煎，取一盅温服，取微汗。

【功　效】

解表，除痰饮，定喘咳。

【适应证】

感冒风寒，恶寒发热，饮停心下，咳嗽胸满，气喘喉痒，欲呕；脉象浮，舌苔淡白。

【方　歌】

咳逆水饮小青龙　麻桂芍甘杏夏同

姜细味添宣肺窍　制方灵巧夺天工

麦味二陈汤

【药　品】

制半夏三钱　陈皮钱半　茯苓三钱　麦冬二钱　五味子一钱　瓜蒌仁二钱　贝母二钱　炙甘草一钱

【制服法】

水三盅煎至一盅，分两次温服。

【功　效】

调中利气，除痰降逆。

【适应证】

久咳痰多难咯，晚间较甚，口渴少饮，舌白苔黄粗腻，脉沉滑。

【方　歌】

麦味二陈草半苓　蒌仁贝母味麦陈

宽中利气清心肺　痰火逆冲此足珍

清金饮

【药　品】

桑叶三钱　麦冬三钱　瓜蒌仁三钱　生石膏四钱　生地四钱　枇杷叶（去毛）三钱　杏仁（去皮）三钱　火麻仁三钱　甘草一钱

【制服法】

净水三盅，先煎生石膏 20 分钟，再入诸药同煎，取一盅分两次温服。

【功　效】

清心泻肺，降气镇咳。

【适应证】

肺燥咳逆，痰黄黏滞，头痛咽干，颧红自汗，小便短赤，大便硬结，脉浮数，右寸尤甚，唇燥舌红，苔黄干燥。

【方　歌】

清金饮里用桑杷　麦地石膏杏草加

再加火麻瓜蒌仁　肠热便秘效可夸

加减泻心汤

【药　品】

川连钱半　黄芩二钱　炒栀子钱半　知母（去毛）二钱　半夏二钱　茜草根二钱　炙甘草一钱　阿胶珠一钱半（另包，烊化）

【制服法】

净水两盅先煎前七味药至一盅，去渣，再入阿胶珠烊化，分两次温服。

【功　效】

泄三焦心肺之火，滋阴清热。

【适应证】

治火热表里俱盛，口燥唇干，上气咳嗽，咯血，舌黄红绛，脉细数实，夜不成寐，心烦溺赤。

【禁　忌】

虚火者慎用。

【方　歌】

泻心加减降逆冲　茜草胶栀主咳红

知母芩连草半夏　阳潜阴布奠中宫

鳖甲清骨饮

【药　品】

地骨皮三钱　胡黄连钱半　银柴胡三钱　桑皮二钱　知母（去毛）二钱　生牡蛎五钱　醋炒鳖甲二钱　酒炒青蒿二钱　酒洗当归钱半　人参钱半　甘草一钱

【制服法】

净水三盅，先煎生牡蛎 20 分钟，再入诸药煎至一盅，早、晚各温服一半。

【功　效】

滋阴降火，破结除蒸。

【适应证】

治肺痿骨蒸潮热，虚劳咳嗽，体弱面赤，自汗或有寒热及日晡潮热，喉干声嘶等。

【方　歌】

清骨鳖甲牡胡连　银柴青桑草知煎

骨皮人参归酒洗　劳蒸咳喘应能痊

加味杏苏饮

【药　品】

北杏仁（去皮）二钱　苏叶三钱　桔梗二钱　半夏二钱　茯苓三钱　前胡二钱　荆芥钱半　薄荷一钱　陈皮一钱　甘草一钱　生姜三片

【制服法】

净水三盅煎至一盅，分两次温服，取微汗。

【功　效】

疏解表邪，行痰利气。

【适应证】

外感风寒，恶寒发热，咳逆头痛，口淡鼻塞流涕，脉浮缓大。

【方　歌】

加味杏苏半夏桔　生姜荆芥草陈皮

紫苏杏子前苓荷　咳喘风寒效用奇

加味定喘汤

【药　品】

麻黄二钱　半夏二钱　苏子钱半　杏仁（去皮）二钱　款冬花二钱　白果三钱　桑皮二钱　黄芩钱半　五味子五分　旋覆花二钱　炙甘草一钱

【制服法】

净水两盅先煎麻黄，去上沫，再入诸药同煎至一盅，分两次温服，取微汗。

【功　效】

发表定喘，清肺敛气。

【适应证】

肺虚感寒，膈热咳嗽，气喘不能平卧，脉象浮紧，重按无力。

【方　歌】

定喘汤中旋覆加　杏苏麻半味冬花

桑芩白果炙甘草　散敛兼施病自瘥

清和泻肺汤

【药　品】

桑皮三钱　地骨皮四钱　黄芩钱半　贝母钱半　天冬二钱　甘草钱半　粳米三钱

【制服法】

净水两盅共煎至粳米熟为度，分两次温服。

【功　效】

和中清肺，退热除蒸。

【适应证】

肺火刑金，咳喘痰稠，心烦潮热，自汗盗汗，唇红舌绛，舌苔白粗，脉浮数。

【方　歌】

清和泻肺草骨桑　粳米芩冬贝母襄

米熟药成依法煎　开郁退热效用强

加味麦门冬汤

【药　品】

麦冬四钱　紫苑二钱　五味子一钱　半夏钱半　射干二钱　人参二钱　粳米三钱　炙甘草钱半　大枣五枚　生姜一片

【制服法】

净水二盅共煎至粳米熟为度，分两次温服。

【功　效】

生津利咽，降逆和中。

【适应证】

胃中津液枯燥，虚火上炎，咳逆胸满，咽喉不利或疼痛。

【方　歌】

加味麦冬汤颇奇　射干紫苑枣麦俱

人参粳米味姜草　半夏辛温主降逆

五虎汤

【药　品】

麻黄三钱　杏仁二钱　生石膏四钱　细辛八分　甘草一钱

【制服法】

净水两盅先煎麻黄，去上沫，再入诸药煎至一盅，分两次温服。

【功　效】

开窍定喘，清胃养液。

【适应证】

胃有宿热，感冒发热，咳嗽气喘，无汗，唇干口渴，舌红苔白，脉浮两关略实。

附注：小孩发热咳嗽气喘，鼻煽无汗烦躁者，尤为有效，但宜酌减剂量。

【方　歌】

五虎名汤本非常　夺关斩将势莫当

麻辛杏仁开邪闭　甘草石膏主胃阳

（三）痛经类

姜芩四物汤

【药　品】

姜黄二钱　黄芩三钱　当归四钱　川芎钱半　赤芍二钱　牡丹皮三钱　香附三钱　延胡索三钱　生地五钱

【制服法】

净急流水煎，兑酒服。

【适应证】

月经先期，色紫黏稠，少腹挛急，排经困难，或经前胸闷胀，脉沉滞微数。

【功　效】

清热活血，调气行瘀。

【方　歌】

姜芩四物痛经尝　气滞血凝元胡香

凉泻丹皮调酒下　先期滞涩有专长

归芪建中汤

【药　品】

北黄芪六钱　当归四钱　桂枝三钱　白芍六钱　生姜三钱　炙甘草二钱　大枣四枚　饴糖五钱

【制服法】

净水三盅煎至一盅去渣取液，再入饴糖烊化，分三次温服。

【功　效】

补血建中，温阳行气。

【适应证】

月经先期或后期腹痛，痛而喜按，少腹欠暖，经水淡薄量多，色欠鲜泽。

【方　歌】

建中归芪桂芍姜　枣草扶中佐饴糖

经水稀薄腹隐痛　血虚喜按莫彷徨

加减桃仁承气汤

【药　品】

桃仁三钱　桂枝二钱　大黄三钱　元胡三钱　香附三钱　甘草一钱

【制服法】

净水两盅煎至一盅，分两次食前服。

【功　效】

行气通瘀，调经止痛。

【适应证】

月经来潮或前或后，腹痛拒按，下腹温暖，经水紫红，浓厚黏滞或夹粒块；脉象沉实有力。

【方　歌】

桃仁承气大黄餐　甘草桃仁香附班

胡索桂枝合并用　痛经实证可服安

加味当归四逆汤

【药　品】

酒洗当归六钱　木通钱半　白芍四钱　桂枝三钱　细辛一钱　吴茱萸二钱　甘草二钱　生姜三片　大枣四枚

【制服法】

净水三盅煎至一盅，分两次温服。

【功　效】

温内解外，行气散寒。

【适应证】

月经后期，经色暗淡，量少，腰酸腹痛，呕恶，饮食减少，时复怯寒，四肢厥冷，脉细欲绝。

【方　歌】

当归四逆桂芍辛　甘草当归姜枣群

吴萸木通方九味　经寒腹痛细推寻

加味当归芍药散

【药　品】

当归四钱　川芎二钱　白芍五钱　茯苓三钱　白术三钱　泽泻四钱　牡丹皮三钱　栀子二钱　元胡三钱　川楝三钱　盐炒小茴香二钱

【制服法】

净水三盅煎至一盅，分两次温服。

【功　效】

补土抑木，行气开郁。

【适应证】

月经提前，量多腹痛，挛急，月经呈瘀黑或有块结，小便短赤，舌绛脉数。

【方　歌】

当归芍药苓术芎　溲短色赤泽泻用

川楝元香栀子入　清营活络此方通

天台乌药散

【药　品】

广木香钱半　乌药二钱　醋炒青皮一钱　良姜二钱　川楝二钱槟榔二钱　沉香一钱　巴豆五粒　盐炒小茴香钱半

【制服法】

巴豆打碎，同川楝麦麸炒至黑色，去巴豆麦麸不用，取川楝与其他诸药研成细末，每次服 1～2 钱，温酒调下；如不能饮酒者，开水兑酒少许调服亦可。

【功　效】

温化行滞，开结消积。

【适应证】

经水色淡，夹有瘀块，唇舌正常，腹胀满疼痛无热感，脉象沉滞，舌淡苔白滑腻。

【方　歌】

天台乌药散木香　川楝槟榔青皮良

沉香良姜巴豆入　制法依古细参详

加减温经汤

【药　品】

酒洗当归三钱　酒炒白芍三钱　党参三钱　川芎钱半　桂枝二钱　泡吴茱萸钱半　元胡三钱　制半夏二钱　麦冬二钱　生姜钱半　炙甘草一钱　阿胶珠三钱（另包）

【制服法】

清水三盅煎至一盅，加入阿胶珠烊化，分两次温服。

【功　效】

去瘀生新，暖子宫，补冲任。

【适应证】

月经愆期，潮时少腹急满，唇口干燥，脉象沉迟而紧。

【方　歌】

温经加减论实寒　归芍参芎草半参

姜桂吴胶元胡麦　调经休作等闲看

加减逍遥散

【药　品】

柴胡三钱　酒洗当归四钱　酒炒白芍三钱　白术三钱　茯苓三钱

甘草钱半　北芪四钱　党参四钱　川芎钱半　元胡三钱　川楝三钱
盐炒小茴香钱半　牡丹皮三钱　栀子二钱

【制服法】

净水三盅煎至一盅，分两次温服。

【功　效】

解郁平肝，补血调气。

【适应证】

月经愆期，少而有瘀块，少腹疼痛，腰区倦胀；或有寒热，情志抑郁不乐，脉涩数。

【方　歌】

逍遥加减芍芎柴　苓术参芪茴草偕
川楝丹栀归胡索　血虚火旺此方裁

四物汤、四君汤

【药　品】

四物汤：当归四钱　川芎钱半　白芍三钱　熟地四钱
四君汤：党参三钱　白术四钱　茯苓三钱　炙甘草二钱

【制服法】

上两方均用净水三升煎至一升，分两次温服。

【适应证】

月经后属血虚者用四物，属气虚者用四君，如属气血两亏者用八珍汤（四物汤合四君汤即为八珍汤）。

【方　歌】

血虚经后四物汤　益气培中四君长
四物四君合八珍　阴阳气血调和强

归脾汤

【药　品】

北黄芪四钱　党参三钱　白术三钱　当归三钱　茯苓三钱　远志
钱半　广木香五分　炒枣仁二钱　元肉（桂圆）三钱　炙甘草钱半

【制服法】

净水三盅煎至一盅，分两次温服。

【适应证】

思虑伤脾，不能摄血或健忘怔忡惊悸，盗汗嗜卧少食，大便不调，不拘于月经前后，均可服用。

【方　歌】

归脾汤用术芪苓　参志香甘用枣仁

元肉当归培后土　虚血归脾复真阴

人参养荣汤

【药　品】

北黄芪四钱　党参三钱　肉桂（去皮）五分　土炒白术三钱　茯苓三钱　炙甘草钱半　酒洗当归三钱　熟地四钱　酒白芍三钱　远志钱半　五味子一钱　陈皮一钱

【制服法】

净水三盅煎至一盅，分两次温服。

【适应证】

脾肺俱虚，无发热恶寒，肢体疲倦，食少便溏，气血两虚变见诸症，勿论其痛，勿论其脉，不分男女，此方均有效。

【方　歌】

十全大补去川芎　汤号人参专养荣

再益志陈五味子　奉心化血颜从容

加味地黄汤

【药　品】

生地黄六钱　淮山四钱　萸肉四钱　牡丹皮二钱　茯苓三钱　泽泻二钱　麦冬三钱　川续断三钱　阿胶二钱（另包，烊化）

【制服法】

净水三盅煎至一盅，分两次温服，或炼蜜为丸（加重剂量）。

【适应证】

阴虚火旺，腰痛肢软，口唇干燥，渴欲饮水，心烦，身体阴虚，肝木郁结，月经涩少。

【功　效】

滋水涵木，补肾益肝。

【方　歌】

六味地黄益肾肝　淮茱丹泽地苓丸
再添胶麦川续断　滋补真阴抑火炎

（四）崩漏类

胶艾四物汤

【药　品】

酒洗当归三钱　川芎一钱　酒炒白芍三钱　熟地三钱　醋炒艾叶钱半　荆芥炭二钱　阿胶珠（另包，烊化）三钱

【制服法】

净水三盅煎至一盅，阿胶烊化，分两次空腹温服。

【功　效】

补血止崩，调经益血。

【适应证】

崩经漏血不止，去血过多，头晕目眩，面色苍白，四肢畏寒，唇淡，舌质红嫩，苔少，脉象涩弱。

【方　歌】

胶艾加入四物汤　血如涌泉势难当
更加芥炭入营分　风去阳和阴自藏

知檗四物汤

【药　品】

四物汤原方加知母（去毛）三钱、盐黄檗三钱，熟地换为生地。

【制服法】

净水三盅煎至一盅，分两次温服。

【功　效】

滋阴清热，补血止崩。

【适应证】

崩中血紫量多，心烦口渴，四肢欠暖，溺赤不畅，大便涩少，脉象细数，唇红舌绛。

【方　歌】

知檗加入四物汤　首要分清热与寒

阳盛阴虚邪火亢　崩经烦渴向中探

荆芎四物汤

【药　品】

四物汤　荆芥炭钱半　黄芩二钱　柴胡钱半　香附二钱　元胡二钱　甘草一钱

【制服法】

净水三盅煎至一盅，分两次温服。

【功　效】

滋阴和血，止崩止痛。

【适应证】

崩经血紫，持续不断，心烦胁疼，少腹阵痛，脉象弦涩。

【方　歌】

崩中四物益荆芩　肝郁胁疼症可凭

柴草元香通气滞　阴阳和畅血归经

加味桃红四物汤

【药　品】

四物汤　桃仁三钱　红花一钱　香附三钱

【制服法】

净水三盅煎至一盅，分两次温服。

【功　效】

活血去瘀，通经止痛。

【适应证】

漏血涩少，浓黏色紫，少腹疼痛拒按，或少腹有硬块，脉象沉实。

【方　　歌】

桃红四物治漏经　涩少浓黏要辨清

形盛脉沉腹拒按　陈瘀既去自生新

十全大补汤

【药　　品】

四君汤、四物汤原方合并再加北芪五钱、肉桂（去皮）六分冲兑。

【制服法】

净水三盅煎至一盅，再加一盅半水煎至半盅，两煎合匀分三次服。肉桂另用开水冲兑，分两次兑匀服用，若为丸，则加大剂量。

【功　　效】

气血双补。

【适应证】

崩漏日久，气血两亏，冲任受损，面色爪甲淡白，倦怠食少，脉象阳浮阴弱。

【方　　歌】

十全大补八珍须　冲任衰弱加桂芪

日久漏崩宜固摄　气血双虚实可施

八珍益母汤

【药　　品】

八珍汤原方加益母草五钱。

【制服法】

净水三盅煎至一盅，再加一盅半水煎至大半盅，两煎合并分三次温服。

【功　　效】

气血双补，调气行瘀。

【适应证】

漏经日久，血来淋漓不断，量少，腹中隐痛，脉象虚涩。

【方　歌】

双补气血八珍崇　　调气行瘀益母功

经漏淋漓血不尽　　补中寓泻效无穷

加味补中益气

【药　品】

黄芪四钱　党参三钱　白术三钱　陈皮一钱　升麻八钱　当归三钱　柴胡钱半　炙甘草一钱　白果四钱　生姜二钱　大枣二枚　地榆炭四钱

【制服法】

净水三盅煎至一盅，分两次温服。

【功　效】

补中，升阳，止漏。

【适应证】

气虚下陷，倦怠少食，崩漏不止，色淡稀薄或夹白带，少腹胀满或微有寒热，脉象虚浮。

【方　歌】

补中益气术参芪　　柴草升陈用颇奇

当归补血加榆炭　　经崩气陷赖升提

圣愈汤

【药　品】

四物汤原方加北芪四钱、党参三钱。

【制服法】

净水三盅煎至一盅，分两次温服。

【功　效】

补血固脱，益气固本。

【适应证】

治失血或血虚燥热，睡卧不宁，心烦躁、口渴等症，舌苔剥脱，质淡红，脉细沉数。

【方　　歌】

圣愈名汤脱血施　　原方四物配参芪

六味和平双补剂　　阴阳调畅复生机

清血定经汤

【药　　品】

生地五钱　川芎一钱　赤芍三钱　贯仲一钱　仙鹤草五钱　炮干姜钱半　牡丹皮三钱　田七粉一钱（另包）　童小便一杯（兑服）

【制服法】

净水三盅煎至一盅，分两次，每次冲服田七粉五分，以兑童小便半杯温服。

【功　　效】

清血，祛瘀，止崩。

【适应证】

热入血室，暴崩不止，色瘀暗，杂有块结，素蕴郁热，口渴不欲饮，唇红颊赤，四肢温暖，小便短赤，大便秘结，下腹急满阵痛，舌黄苔燥，脉象数实。

【方　　歌】

清血定经生地黄　　贯仲仙鹤佐炮姜

赤芍川芎童便引　　田丹配伍异平常

安老汤

【药　　品】

党参五钱　黄芪五钱　熟地五钱　土炒白术三钱　酒洗当归三钱　山萸肉三钱　荆芥炭一钱　香附五分　木耳炭钱半　甘草一钱　阿胶珠（烊化）一钱

【制服法】

净水三盅煎至一盅取药汁，再复煎一次取汁，两煎药汁混合去渣，再入阿胶烊化，分两次于早、晚温服。

【功　效】

补脾益肝，滋肾固脱。

【适应证】

老年经水复行为血崩先兆，抑或为癥瘕先期症候。

【方　歌】

安老参芪萸地胶　术归芥炭草香调

酌增木耳烧存性　年迈经崩此可疗

（五）带下类

缩带汤

【药　品】

煅龙骨五钱　煅牡蛎五钱　海螵蛸三钱　丹参三钱　芡实三钱
炒薏米三钱　茯苓三钱　炒淮山四钱

【制服法】

净水三盅，先将煅龙骨、煅牡蛎两味药合煎约20分钟，再入
诸药同煎至一盅，分两次饭前温服。

【功　效】

固摄冲任，补脾利湿。

【适应证】

带下黄白清稀，日久未愈，肢倦腰胀，少腹隐痛，脉象濡弱。

【方　歌】

缩带汤中龙牡丹　海蛸苓芡薏淮参

白淫日久涩兼利　冲任虚滑治不难

加味平胃散

【药　品】

苍术三钱　川朴二钱　陈皮钱半　盐水炒牛膝三钱　车前仁三钱
甘草一钱

【制服法】

净水三盅煎至一盅，分两次饭前温服。

【功　效】

燥湿清利，带下赤白。

【适应证】

初患白带质黏透明如玻璃状，少腹腰区困胀，倦怠嗜卧，口淡食少，舌苔滑腻，下肢浮肿，脉象沉滞。妊娠者禁用。

【方　歌】

平胃苍苓朴草偕　车前牛膝忌怀胎
五色带下须当辨　临症酌情赖化裁

清热涤浊散

【药　品】

草薢五钱　石菖蒲一钱　智仁二钱　木通三钱　生滑石六钱　芦根三钱　盐炒黄檗三钱　甘草梢钱半

【制服法】

净水三盅煎至一盅，早、晚饭前各温服一次。

【功　效】

清热化浊，除湿利水。

【适应证】

初患白带黏滞或感臭味，小便短赤，下阴部有灼热感，心烦口渴，脉搏沉数，舌白中黄。

【方　歌】

清热涤浊草菖黄　草薢芦根滑智商
再益木通清肾府　湿热下注足堪赏

加味导水丸

【药　品】

牵牛子四两　生滑石一斤　黄芩四两　大黄三两　薏米一斤二两
乌药二两

【制服法】

上药共研细末过筛，蒸饼为丸如梧桐子大，每日早晚各服四十丸，以温开水送服。

【功　效】

清瘀逐水，黄白带下。

【适应证】

少腹疼胀，污水绵绵不断有如米泔，味腥臭，小便涩滞不利，属于湿热，形气实者之带下症。

【方　歌】

导水牵牛薏滑苓　绵绵污浊症非轻

大黄乌药调血气　行水逐瘀带自清

加味固精丸

【药　品】

煅牡蛎八两　煅龙骨八两　韭子三两　酒炒菟丝子三两　五味子一两　茯苓三两　桑螵蛸一两　白石脂四两　巴戟四两　川续断四两

【制服法】

上药共研细末过筛，酒糊为丸如梧桐子般大，每日早、晚空腹各服五十丸，以淡盐水送服。

【功　效】

补肝肾，固滑脱。

【适应证】

久带虚脱，稀薄如水，腰困疲乏异常，形气俱虚，小便清利或有余滴，凡属肾精枯竭、带脉虚损者宜之。

【方　歌】

加味固精龙牡戟　菟丝五味白石脂

苓蛸韭子川续断　肾精虚滑照法医

加味补中汤

【药　品】

白果五钱　续断三钱　黄芪四钱　当归二钱　升麻八分　陈皮一钱

党参三钱　白术三钱　柴胡钱半　炙甘草钱半　生姜三片　大枣三枚

【制服法】

净水三盅煎至一盅，分两次温服。

【功　效】

补中敛阳，健脾实土。

【适应证】

白带稀薄、断续不尽，头晕困倦，嗜卧食少无味，大便稀溏，行动气喘，或发寒热或自汗，脉象虚浮。

【方　歌】

气虚带下补兼提　培土益中法颇奇

白果续陈参术草　升柴姜枣共归芪

加味逍遥汤

【药　品】

当归三钱　白术三钱　柴胡钱半　黄芩二钱　白芍二钱　牡丹皮钱半　栀子钱半　淮山三钱　牛膝二钱　车前子三钱　甘草一钱

【制服法】

净水三盅煎至一盅，分两次温服。

【功　效】

平肝解郁，清热利水。

【适应证】

肝气郁结，湿热下注，白带多而黏滞，黄白杂来，烦渴胁疼，食少失眠，颊赤口苦，脉象弦细而数。

【方　歌】

加味逍遥相火清　丹栀柴芍草车芩

术归山药同牛膝　合用方知功效灵

加味地黄汤

【药　品】

生地五钱　淮山三钱　泽泻三钱　茯苓三钱　牡丹皮三钱　山萸肉三钱　生椿根白皮四钱

【制服法】

净水三盅煎至一盅，分两次空腹温服。

【功　　效】

壮水制火，滋敛兼施。

【适应证】

治肝肾虚损，水虚火旺，腰腿酸软，精神萎靡，带下赤白，久治不愈，小便短数。

【方　　歌】

六味滋阴益肾肝　　此方分两照原单

椿根加入宜酌用　　滋敛兼投对症参

【附　　注】

椿根白皮效用：燥湿清热，涩肠固下，收敛药。香为椿皮，臭为樗皮，均须去外皮才用。

清带泻肝汤

【药　　品】

木通二钱　泽泻二钱　车前子三钱　生地四钱　当归二钱　栀子钱半　黄芩二钱　柴胡钱半　苦参三钱　薄荷一钱　龙胆草三钱　甘草钱半

【制服法】

净水三盅煎至一盅，分两次温服。

【功　　效】

平肝开郁，燥湿清热。

【适应证】

暴怒伤肝，带下青黄黏滞，小便短赤，阴道刺痛或阴户肿痛，阴痒，脉象弦数。

【方　　歌】

清带泻肝柴草宗　　车前生地荷芩通

苦参胆草归栀泽　　阴痒灼痛主治同

【附　　注】

外治法：蛇床子、桃仁、银花、合虱适量，各等分以净水煎汤趁热熏洗阴户，有奇效。

加味六君汤

【药　品】

党参三钱　白术三钱　茯苓三钱　陈皮一钱　半夏钱半　淮山四钱　炒薏米三钱　炒扁豆三钱　木香五分　甘草钱半

【制服法】

净水三盅煎至一盅，分两次温服。

【功　效】

补脾健胃，和中利湿。

【适应证】

带下色黄淡薄，经久不愈，肢软倦怠，食少嗜卧，脉象怠缓。

【方　歌】

脾虚带下用六君　稀薄色黄自有因
佐用木香为引导　扶中扁豆薏淮陈

桂附四物汤

【药　品】

酒洗当归三钱　川芎一钱　酒白芍三钱　砂仁拌熟地四钱　去皮肉桂钱半　制附片钱半　炮干姜钱半

【制服法】

净水三盅煎至一盅，分两次温服。

【功　效】

补血暖宫，辛温化湿。

【适应证】

寒邪侵入胞室，少腹冷痛，四肢欠暖，带下白淫，清稀无臭味，持续不断，月经延期或数月未行。

【方　歌】

四物加味桂附姜　腹痛胞寒主之良
白淫持续流不断　血行带止此方将

安冲汤

【药　品】

党参三钱　干姜钱半　制半夏二钱　白术三钱

【制服法】

净水两盅煎至一盅，分两次温服。

【功　效】

温中降逆，散寒止呕。

【适应证】

妊娠初期，米食难进，频呕清涎或泛酸水，脘间不舒，甚则呕吐不休，倦怠嗜卧，舌淡苔滑，脉象沉紧。

【方　歌】

安冲姜半呕逆平　白术党参共四珍

妊娠何须泥禁忌　阴潜阳布自安宁

加味桂枝汤

【药　品】

桂枝二钱　酒炒白芍二钱　白术四钱　生姜三钱　大枣三枚　甘草一钱

【制服法】

净水三盅煎至一盅，分两次温服。

【功　效】

温阳安胃，实脾止逆。

【适应证】

治心阳不足，脾胃虚寒，妊娠初期，呕吐清水，脘闷嗳气，食少疲倦，头晕心悸，舌淡润苔少，脉象阴抟阳浮。

【方　歌】

桂枝加味术芍姜　枣草安中妊娠良

频泛清涎冲气逆　心阳复位阴潜藏

加减香砂平胃散

【药　品】

制半夏三钱　姜川朴钱半　陈皮一钱　苍术二钱　春砂仁钱半
茯苓二钱　川连一钱　大枣三枚　甘草一钱　灶心土一两

【制服法】

净水三盅，加入灶心土先煎约 20 分钟，澄清后取水去渣再加
入诸药，煎至一盅，分两次徐徐温服。

【功　效】

开痞镇逆，实脾止逆。

【适应证】

脾为湿困，妊娠呕逆泛酸，胸满痞塞食少，舌苔白腻，脉象缓
滞。

【方　歌】

加减香砂平胃施　苍苓朴半草陈皮
砂连姜枣同灶土　恶阻吞酸用此宜

加减温胆汤

【药　品】

制半夏三钱　陈皮一钱　茯苓三钱　竹茹三钱　枳壳一钱　砂仁
钱半　生姜三钱

【制服法】

净水三盅煎至一盅，分两次温服。

【功　效】

除痰降逆，行气止呕。

【适应证】

胎珠初结，呕逆苦水，食纳不振，口苦唇干，胸胁痞胀，头昏
目眩，夜卧不宁，小便短黄，脉象滑涩。

【方　歌】

加味姜砂温胆汤　二陈去草枳竹商
风和日暖甲木静　妊娠逆冲效验彰

千金橘皮汤

【药　品】

橘皮钱半　竹茹三钱　党参三钱　白术四钱　姜厚朴钱半　生姜三钱

【制服法】

净水三盅煎至一盅，分两次温服。

【功　效】

健脾和胃，除痰降逆。

【适应证】

脾胃虚寒，妊娠吐呕，恶闻油腻，米粒难进，头晕目眩，心烦胸满。

【方　歌】

橘皮汤内用生姜　竹茹党参恶阻方
白术培中朴降逆　千金方剂似琼浆

（六）滑胎类

加味寿胎丸

【药　品】

桑寄生四钱　菟丝子三钱　川续断三钱　当归二钱　党参三钱
白术三钱　甘草一钱　阿胶珠（烊化）二钱

【制服法】

做汤剂，净水三盅煎至一盅，阿胶珠烊化，分两次温服。

【功　效】

益脾养血，补肾安胎。

【适应证】

对肾脏虚弱，胎元不固，腰痛腿软，腹时隐痛，或有胀坠感，或有习惯性流产病史者，尤为有效。

附加减法：如热多者加生地、黄芩，如气虚下陷者加黄芪，如食欲不振者加倍用白术，加味生姜、大枣适量。

【方　歌】

寿胎丝子寄续胶　　再益参归术草饶

习惯滑胎或半产　　依法制服自坚牢

所以载丸

【药　品】

白术四两　党参三两　桑寄生二两　菟丝子一两　茯苓一两　杜仲四两　大枣三两

【制服法】

先将白术加糯米四两，用适量水煎煮半时许，取出白术晒干，同前药共为研细末，与大枣剖开去核熬汁为丸至如梧桐子般大。每日早、晚各服四十丸，以淡姜汤送下。

【功　效】

大补脾肾，益血固胎。

【适应证】

妊娠腰痛重坠，疲困肢软，腿酸，大便溏，小便清长或遗尿，喜睡或有小产病史。

【方　歌】

所以载丸桑寄生　　茯苓参术杜仲君

再添菟丝益肝肾　　阴阳相济胎自宁

安营佛手散

【药　品】

当归四钱　川芎钱半　醋炒艾叶钱半　炒杜仲三钱　续断三钱黄芩二钱　白术三钱　阿胶珠（烊化）三钱

【制服法】

净水三盅煎至一盅，纳入阿胶珠烊化，分两次温服。

【功　效】

滋阴益脾，补肾固胎。

【适应证】

妊娠劳动过度或跌扑胎伤下血，腰痛腹痛，胎动不安，少腹重坠，有流产先兆者其效。

【禁　忌】

气虚血脱、气短烦乱、动则昏晕者，慎用。

【方　歌】

安营佛手主归芎　引血循经胶艾崇

续断芩术川杜仲　胎伤下血有奇功

固胎饮

【药　品】

党参三钱　麦冬二钱　黄芩钱半　白术三钱　菟丝子二钱　酒洗当归三钱　白芍二钱　川续断三钱　炒杜仲三钱　桑寄生四钱　血余炭一钱

【制服法】

净水三盅煎至一盅，分三次饭前温服。

【功　效】

滋阴固肾，清热养血，安胎。

【适应证】

身体衰弱，妊娠腰痛坠胀，或妊娠跌扑闪挫，小便频数，预防半产者甚验。

【方　歌】

固胎归芍断芩冬　参术血余炭寄同

杜仲兔丝专补肾　预防流产奏功宏

芎归安胎饮

【药　品】

酒洗当归三钱　川芎一钱　白芍三钱　黄芩二钱　白术三钱　川续断二钱　杜仲二钱　党参二钱　北黄芪三钱　醋艾叶一钱　甘草一钱　阿胶珠（烊化）二钱

【制服法】

净水三盅煎至一盅，阿胶珠烊化，分三次饭前温服。

【适应证】

肾气不足，肝气太盛，房劳过度，胎火过盛，胎元失养，少腹重坠，腰困腿软，小便频数而少，脉象沉细微数。

【方　歌】

芎归效用主安胎　芩芍续胶术草偕
参芪艾叶川杜仲　肾元虚惫莫徘徊

（七）不孕类

暖胞汤

【药　品】

制乌附钱半　肉桂（去皮）一钱　炒故芷（补骨脂）三钱　酒洗当归三钱　炒小茴香一钱　核桃仁二钱　煅紫石英六钱　淮山三钱鹿胶珠（烊化）三钱

【制服法】

净水三盅煎至一盅去渣，加入鹿胶珠烊化，分三次饭前温服。

【功　效】

壮肾阳，暖胞宫。

【适应证】

胞宫寒冷，腰腿如浸冷水中，恶寒喜暖，畏食生冷，月经如期或后期，腰痛绵绵，经色暗淡稀薄，又艰于嗣育，脉象沉迟细弱。

【方　歌】

暖胞桂附紫石英　故芷茴香归共邻
山药鹿胶核桃肉　宫寒不孕效如神

解郁滋肝汤

【药　品】

当归四钱　生地三钱　白芍三钱　柴胡二钱　牡丹皮二钱　丹参四钱　红花一钱　白术二钱　党参二钱　桑叶一钱　甘草钱半　鹿胶珠（烊化）二钱

【制服法】

净水三盅煎至一盅半去渣，加入鹿胶珠烊化，分三次饭前温服。

【功　效】

清血滋肝，行瘀解郁。

【适应证】

怒伤肝血，月经愆期，经色紫黑，量少味臭，腹痛胁痛，或经行潮热，多年不育，脉象弦数。

【禁　忌】

素体虚寒，脉象迟弱者忌服。

【方　歌】

解郁滋肝柴芍甘　鹿胶桑党牡红餐

丹参白术当归地　种子功同九转丹

琥珀散

【药　品】

三棱一两　莪术一两　牡丹皮八钱　肉桂五钱　元胡五钱　乌药三钱　刘寄奴四钱　当归一两　赤芍八钱　熟地一两

【制服法】

诸药焙干，当归、赤芍、三棱、莪术、刘寄奴五味药用黑豆半斤、生姜半斤、糖醋二两共煮至豆烂，同后五味药粉调匀焙干备用。每日一次，每次二钱，饭前以温酒调服。

【功　效】

行气破积，去瘀生新。

【适应证】

血凝气滞，经来腹痛甚剧，少腹触觉硬结，拒按，经行不畅，色瘀结块，以致不育，脉象沉滞。

【禁　忌】

月经量多而色淡红，腹痛和缓，身体虚弱者慎服。

【方　歌】

琥珀归元地莪棱　积瘀已去自生新

寄奴赤芍丹乌桂　　冲任调和定育麟

（八）产后类

加味生化汤

【药　品】

全当归五钱　川芎钱半　桃仁二钱　红花钱半　炮干姜八分　牛膝三钱　元胡三钱　炙甘草钱半

【制服法】

净水三盅煎至一盅，候温，分两次各兑童小便一匙，空腹服用。

【功　效】

去瘀生新，温胞活血。

【适应证】

产后瘀血不行，少腹疼痛颇剧，素体壮实。

【禁　忌】

素体虚弱，产后腹痛缓微者慎服。

【方　歌】

加味生化产后方　　瘀凝气滞炮干姜
归芎桃草元红膝　　童便冲服可安康

失笑散

【药　品】

蒲黄一两　五灵脂一两

【制服法】

上两味药半炒半生共研为细末过筛，每次以三钱煮醋，饭前冲服。如不应效，按前法再服用一次。

【功　效】

辛温破血，逐瘀涤胞。

【适应证】

产后胎衣经久不下，血入胞中，胸闷，少腹胀痛，时复昏愦。

【方 歌】

失笑蒲黄五灵脂　胎衣不下莫踌躇
须加苦酒消瘀滞　胞下瘀行痛自除

折冲饮

【药 品】

桂枝钱半　白芍钱半　酒炒川芎钱半　牛膝钱半　元胡钱半　桃仁二钱　牡丹皮四钱　红花一钱　酒洗当归二钱　酒炒大黄二钱

【制服法】

净水两盅煎至一盅，分两次兑白酒一小杯服用。

【功 效】

行气，祛瘀，和血。

【适应证】

产后瘀露不尽，少腹疼痛或妇人血瘀诸症；月经困难，血行障碍，带下赤白，腰腹剧痛，日久不愈，以致不孕；月经已断而复来潮，腹痛血瘀。

【方 歌】

折冲桂芍膝芎丹　元胡桃黄归共餐
产后腹疼瘀未尽　断经复至可回还
月经滞涩血不行　脐下澎隆腿胫酸
带下频繁难嗣育　此方效验不平凡

麻仁丸

【药 品】

火麻仁二两　党参二两　枳壳八钱　大黄八钱　当归一两

【制服法】

上药共研细末过筛，炼蜜为丸如梧桐子般大，每次以温开水送服二十丸。大便仍不通者只能渐加，不可过量服致伤肠胃。

【功 效】

补血养液，润肠通便。

【适应证】

产后精血枯竭，大便秘结，或腹中胀满，大便难等症。

【方　歌】

麻仁丸制炼蜜糖　枳壳参归合大黄

产后便难精血涸　润肠通便用之良

加味肾气丸

【药　品】

熟地四钱　泽泻一钱　淮山三钱　益智仁一钱　山萸肉三钱　牡丹皮六钱　茯苓一钱　肉桂（去皮）三钱　制乌附一钱　桑螵蛸一钱

【制服法】

共研细末过筛，炼蜜为丸，每只一钱，每次服三丸，每日早、晚各服一次，以温开水送下。

【功　效】

暖肾固精，补阳祛寒。

【适应证】

产后小便频数清长，或遗溺不禁，腰酸，四肢倦怠，食少。

【方　歌】

肾气滋阴益火源　更添桑智炼蜜丸

脾弱水泛溺难禁　产后服用祛胞寒

四神异功汤

【药　品】

党参三钱　土炒白术四钱　茯苓三钱　吴茱萸钱半　补骨脂二钱　肉豆蔻（去油）二钱　山楂二钱　甘草钱半　大枣三枚　生姜钱半

【制服法】

净水两盅煎至一盅滤出，再以水一盅煎取半盅去渣，头两次共煎至一盅，分三次温服。

【功　效】

健脾土，温肾阳。

【适应证】

产后下痢清谷，日久不止，肠鸣腹胀，胃满腰酸，腿胫酸软，或近天明时下痢尤甚。

【禁　忌】

素有积热，粪黏色黄，味臭者禁服。

【方　歌】

四神丸合异功煎　　泄泻清谷应领先

产后脾虚或肾泻　　益中培土水归源

加味归脾汤

【药　品】

黄芪四钱　茯神二钱　白术三钱　党参三钱　远志钱半　广木香三分　炒枣仁二钱　桂圆三钱　当归三钱　牡丹皮一钱　地榆炭三钱　炙甘草钱半　阿胶珠（烊化）二钱

【制服法】

净水三盅煎至一盅滤出，又加两盅煎到一盅，两煎液混合，分两次温服。

【功　效】

补养心脾，引血归经。

【适应证】

脾土虚热，产后下血淋漓难尽，色淡质薄，体倦食少，面黄肌瘦，惊悸，盗汗，难寐，并治妇人身体虚热、漏经日久。

【方　歌】

加味归脾胶地丹　　脾土虚热细推探

淋漓下血复难尽　　产后平常一例看

加味夺命散

【药　品】

没药二钱　血竭二钱　牛膝二钱

【制服法】

上三味药共为细末分两包，每次均用童小便、米酒各半杯煮沸冲服一包，隔 4 小时后再冲一包，均须空腹服用。

【功　效】

破滞通瘀。

【适应证】

产后恶露不行，逆而上冲，不省人事，狂言叫呼，唇舌干紫，坐卧不宁；脉象沉实弦大，素体壮实，兼治胎衣不下。

【禁　忌】

素体虚弱，面色皎白，唇舌惨淡者慎用。此方不可多服，瘀行则止服。

【方　歌】

产后血凝往上冲　唇舌绛紫脉弦洪
牛膝没药血竭散　酒便调服瘀自通

芎芍补中汤

【药　品】

黄芪五钱　党参四钱　白术三钱　炒柴胡一钱　升麻钱半　陈皮钱半　酒洗当归三钱　白芍三钱　川芎一钱　炙甘草钱半

【制服法】

净水三盅煎至一盅，分三次饭前温服，每隔 4 小时服一次。

【功　效】

补中提陷，益气升阳。

【适应证】

产时用力过度，中气下陷，致成阴挺；少腹坠胀，小便清长，大便不畅，食少气短，头晕，疲倦嗜卧，唇舌淡润，脉象浮涩。

【方　歌】

补中参草术归陈　黄芪升柴用如神
芍药川芎加二味　产后阴挺效堪珍

龙胆泻肝汤

【药　品】

木通钱半　泽泻三钱　柴胡二钱　车前子二钱　生地四钱　当归

三钱　栀子二钱　黄芩三钱　龙胆草二钱　甘草钱半

【制服法】

清水两盅煎至一盅，分两次饭前温服

【功　效】

开郁解结，清热利湿。

【适应证】

怒伤肝气，郁热下注，逼迫胞宫，或阴挺脱出肿痛，小便短赤且有灼热感。

【方　歌】

龙胆泻肝通泽柴　车前生地草归偕

栀芩一派清热品　肝经湿热力可排

佛手散

【药　品】

当归身五钱　川芎三钱

【制服法】

净水一盅半煎至一盅，分两次温服。

【功　效】

补血行瘀（生胎则安，死胎可下）。

【适应证】

治产后失血过多，血液枯竭，胎衣不下。

【方　歌】

芎归汤用下胎衣　流水行舟效最奇

产后干枯急补血　依法煎服莫迟疑

加减竹叶汤

【药　品】

竹叶五钱　葛根四钱　防风三钱　桔梗三钱　党参二钱　制附子一钱　钩藤钱半　独活钱半　桂枝二钱　炙甘草二钱　生姜二片　大枣三枚

【制服法】

净水三盅煎至一盅，分两次温服，覆取微汗。

【功　　效】

发散清热，祛风止痉。

【适应证】

产后汗出中风，发热面赤，气喘头痛，项强口渴，时复抽搐，脉象浮缓。

【方　　歌】

竹叶参葛附桂枝　防风炙草枣姜桔

妇人产后成柔痉　稍使独钩效更奇

棉槐黑豆汤

【药　　品】

棉花籽二两　槐米四钱　黑豆一两

【制服法】

净水三盅煎至一盅，分两次温服。

【适应证】

产后猝然中风，角弓反张，四肢痉挛，牙关紧闭，危在顷刻，脉象沉数无力。

【方　　歌】

产后血虚易动风　棉槐黑豆有奇功

滋阴柔润平肝木　虚火灼经主治同

加味汤泉汤

【药　　品】

白丁香一钱　王不留行三钱　天花粉三钱　漏芦三钱　白芷二钱
僵蚕一钱

【制服法】

上药加猪手三只、黄豆二两共炖汤，用五升水煎至两升，分两次饭后服。

【功　效】

破滞，滋液，通乳。

【适应证】

气血滞痛，乳汁不行，乳房胀大疼痛，产后缺乳。

【方　歌】

涌泉加味白丁香　漏芦留行瓜蒌僵

须用猪手汤炖服　服之乳汁自通行

兔怀散

【药　品】

红花二钱　赤芍二钱　归尾二钱　牛膝二钱

【制服法】

四味药共研细末，用开水半盅，兑酒一杯，空腹服用。

【适应证】

产后瘀积乳汁过多，常自流出，形体壮实者。

【方　歌】

兔怀归尾膝红芍　产后瘀积乳汁多

引导下行阳自复　坎离交媾两融和

通行四物汤

【药　品】

当归六钱　川芎二钱　白芍四钱　熟地八钱　天花粉三钱　王不留行三钱　通草二钱

【制服法】

内服：猪手三只炖汤至三升，去猪蹄用汤煎药，煮至一升，分两次饭后温服。

外用：上药煎葱白汤，经常淋洗乳房。

【功　效】

补血通络，滋液行乳。

【适应证】

产后体弱，乳房不胀，乳汁短少，无其他症候者。

【方　歌】

通行四物等原方　不留花粉通草行
产后血虚乳量少　猪手汤煎效更强

加味大补汤

【药　品】

即十全大补汤照原方倍加北黄芪、人参。

【制服法】

净水三盅煮至一盅，滤出液用碗盛之，再用净水一升半煎至半升去渣取药，混合头煎液再煎至一盅，分三次饭后温服，一日服完。

【功　效】

大补气血，培元固本。

【适应证】

产后气血两虚，乳汁暴涌不止。

【方　歌】

十全大补倍参芪　产后虚弱乳漏医
乳汁失束流不断　塞源培土中气提

增液养荣汤

【药　品】

人参养荣汤中加王不留行三钱、通草二钱、天花粉三钱、山甲珠二钱，去川芎。

【制服法】

净水三升煎至一升滤出液，用碗盛，再用净水一盅半煎至半盅，去渣取液，和头煎混合重煎至一升，分三次饭后温服，一日服完。

【功　效】

滋补化源，养荣通乳。

【适应证】

素体脾虚，产后更弱，食纳不振，惊悸怔忡失眠，面黄肌瘦，乳少。

【方　歌】

增液养荣本十全　去芎加味诸药添

留行花粉山甲草　乳少必须滋化源

消毒饮

【药　品】

青皮钱半　白芷二钱　酒洗当归三钱　柴胡钱半　浙贝母二钱僵蚕一钱　天花粉三钱　银花三钱　甘草一钱

【制服法】

净水两盅煎至一盅，兑酒半盅，分两次饭后温服。

附加减法：若有憎寒壮热加荆芥、防风、姜活、独活，如肿痛不消成脓将溃加天丁、穿山甲适量。

【功　效】

破滞疏肝，消风解毒。

【适应证】

产后乳汁不通，乳房结核，红肿疼痛，属初患者甚效。

【方　歌】

消毒归芷草柴青　贝母僵蚕瓜蒌银

寒热荆防合姜独　脓成另加炮甲丁

色红肿痛为阳候　木硬平塌症属阴

乳痈论治分新久　审症酌裁理分清

益气养荣汤

【药　品】

党参二钱　茯苓二钱　陈皮二钱　浙贝母二钱　香附二钱　当归二钱　川芎二钱　黄芪二钱　熟地二钱　白芍二钱　甘草一钱　桔梗一钱　白术一钱　柴胡一钱

【制服法】

净水三盅煎至一盅滤出液，为头煎，第二煎加水两盅煎至一盅，去渣取液，两煎药液混匀，分三次温服。

【功　　效】

补中活血，托裹化脓。

【适应证】

素体亏弱，乳房结核，服消毒散未愈，溃破脓稀者宜之。

【方　　歌】

养荣益气八珍全　　再益柴芪香附煎

桔梗陈皮浙贝母　　乳痈溃烂应培元

加味保元汤

【药　　品】

党参三钱　　黄芪五钱　　肉桂一钱　　附子钱半　　白及三钱　　甘草二钱

【制服法】

净水两盅煎至一盅，分两次温服。

【功　　效】

补养元阳，托邪敛溃。

【适应证】

乳痈久溃，脓汁清稀，溃口不愈。

【方　　歌】

加味保元参桂芪　　再增附子草归及

乳痛久溃脓稀薄　　敛溃生肌效颇奇

如意金黄散

【药　　品】

南星二两　　甘草二两　　陈皮二两　　川朴二两　　苍术二两　　大黄四两　　黄檗四两　　白芷四两　　姜黄四两　　天花粉一斤

【制用法】

上药晒干共研成极细末，放瓷器里密封贮存。乳疮初起，红赤肿痛发热，尚未成脓，用茶蜜或冷开水调药粉外敷；漫肿无头及不变色者，用葱酒煎汁调，温敷。

【功　效】

破滞散瘀，清热消肿。

【适应证】

乳疮初起，红肿硬痛，结核或红或潮热，或不潮热，或将成脓可按照不同症状用不同方法调敷。

【方　歌】

如意金黄朴草星　苍术白芷二黄并

增入花粉姜陈末　破结消瘀毒自清

蒲公英膏

【药　品】

干蒲公英二斤　赤芍半斤　白芷半斤　山甲珠二两　瓜蒌根一斤

【制用法】

用急流水二十升以文火煎至药味尽出，用清洁纱布滤去渣取液，再熬成胶，调至稀稠适度以便于涂敷，用瓷器盛之密封备用。用温开水将乳部患处洗净，以膏涂之，以纱布或薄纸盖住，避免沾污衣服。一日一换，仍用开水洗净再涂。

【功　效】

消炎消肿，凉血散结。

【适应证】

产后或哺乳期，乳腺闭塞，红肿硬痛，局部发热，初起尚未化脓，外敷可痊愈。

【方　歌】

公英瓜甲芷芍膏　急流文火慢熬胶

初起乳疮用外敷　治法凉散令瘀消

清消煎

【药　品】

蒲公英鲜品半斤（干品二两）　银花八钱　甘草节三钱

【制服法】

用急流水适量煎取两盅，兑酒少许，分三次一日服完。

【制敷法】

如在夏、秋，将鲜蒲公英洗净捣烂，干品则研成粉末，如红肿焮痛合葱蜜捣匀贴患处。如肿痛不红，调酒再用芭蕉叶包好，用火灰煨温敷贴患处。在贴敷药前，均须先用开水洗净患部，然后贴敷。每日白天、夜晚各换一次，两三日可痊愈。

【功　效】

清热解毒，消肿散结，治乳痈。

【方　歌】

清消重用蒲公英　　内服加入草节银
夏秋公英生捣烂　　外敷葱蜜共合匀
不红肿痛兼调酒　　更宜煨贴效用灵
乳疮初起红焮痛　　内外齐功意用深

瓜蒌牛蒡汤

【药　品】

瓜蒌仁二钱　牛蒡子二钱　天花粉二钱　黄芩二钱　陈皮二钱
栀子二钱　连翘二钱　天丁二钱　银花二钱　青皮二钱　甘草一钱
柴胡一钱

【制服法】

以急流水煎取一盅，兑酒一盅，分两次饭后服。

【功　效】

清热解肌，化毒消肿。

【适应证】

乳痈初起，寒热往来，红肿焮痛。

【方　歌】

瓜蒌牛蒡花粉银　　黄芩栀子翘天丁
青陈柴草酒为引　　乳痈初起数服平

复原通气散

【药　品】

小茴香二两　炮穿山甲二两　元胡一两　白丑一两　陈皮一两

广木香一两五钱　甘草一两

【制服法】

上药晒干勿见火，共研细末过筛。每次服二钱，以白砂糖水调酒送下，饭后服，每日服两次。

【功　效】

行气散结。

【适应证】

乳痈漫肿，木硬，经久不消亦未溃。

【方　歌】

复原通气草山甲　元胡陈香茴丑加

经久乳痈仍硬结　通瘀行气效堪夸

托里透脓汤

【药　品】

党参钱半　土炒白术钱半　炮穿山甲钱半　白芷钱半　升麻八分甘草八分　当归二钱　黄芪三钱　天丁钱半　青皮五分

【制服法】

用急流水三盅煎至一盅，分两次服，先饮酒一杯，后服药，一日服完。

【功　效】

扶正祛邪，托里透脓。

【适应证】

乳痈已成，化脓将溃，时复觉患处跳动。将溃之时，紫隰无脓，根脚散大者。

【方　歌】

托里透脓归甲芪　草参丁芷术升皮

乳痈未溃脓初成　攻补兼施不宜迟

（九）痢疾类

银蜜甘露饮

【药　品】

炒银花一钱　炒绵茵陈八钱　蜂蜜糖二钱

【制服法】

将银花、绵茵陈用铜勺炒至焦黄色，清水四盅煎至一盅，冲兑生蜂蜜糖，分二次温服。

【功　效】

除湿清热，调中行滞。

【适应证】

红白痢初起，里急后重，腹部阵痛，欲便不畅，无表症者。

加减法：前症加上里急胀闭者，原方再加大黄、莱菔子各三钱；白痢者，原方加苍术、椰片、广木香；赤痢欲呕者，原方加川连、广木香。

【方　歌】

银蜜甘露佐茵陈　初痢如同席上珍

白痢香椰术配伍　香连赤痢效尤灵

排红饮

【药　品】

马齿苋一两　生蜂蜜糖一两半

【制服法】

清水三盅煎至一盅，兑蜜糖，分两次温服。

【功　效】

泻热，凉血，导滞。

【适应证】

初痢纯红黏滞，腹区疼痛，里急后重，素体壮实无外感者；兼治风火牙肿痛，生用洗净嚼汁渍之；亦治小儿疳痢，煮粥食之甚效。

【禁　忌】

孕妇忌服，脾虚、泄泻者慎用。

【方　歌】

排红饮里用生蜜　　齿䘌煎服赤痢医

风火牙痛生含嚼　　小儿疳痢煮粥食

加味葛根芩连汤

【药　品】

葛根（先煎）二钱　川连钱半　黄芩三钱　荆芥炭二钱　甘草一钱

【制服法】

净水三盅煮至一盅，分两次饭前温服，覆取微汗。

【功　效】

解表清里，清热止痢。

【适应证】

外感风寒，恶寒发热，表未解，转属阳明；内陷化热，汗出口渴，下痢红白，里急后重。

【方　歌】

加味葛根芩连汤　　风热下痢足堪尝

再加芥炭入营分　　内外调和效灵彰

加味当归芍药散

【药　品】

当归一两　白芍六两　泽泻二两　白术一两　茯苓二两　川芎一两半　贝母五钱

【制服法】

共研成细末后过筛，每次服四钱，每日三次，均以温开水送服。

【功　效】

活血敛阴，补土抑木，健脾利湿。

【适应证】

腹区疼痛挛急，下痢红白或赤痢，小便短赤，食欲不振，持续下痢不止；妇人妊娠，腹中疼痛。

【方　歌】

当归芍药茯苓芎　下痢腹痛泽术同
贝母开郁清水煮　肝木侮土此方宗

加减芍药汤

【药　品】

白芍四钱　川连钱半　黄芩二钱　槟榔钱半　广木香一钱　当归二钱　肉桂（去皮）三分　炒银花三钱　甘草五分

【制服法】

净水三盅煎至一盅，分两次饭前服用。

【功　效】

调气行血，燥湿清热。

【适应证】

初痢红白，胸区满胀，里急后重，无表证者。

【方　歌】

初痢常用芍药汤　芩连槟草桂归香
银花解毒兼清热　后重便脓此方良

（十）其他经验方

治走马牙疳经验方

走马牙疳极为险恶，多属小儿因痘麻预后不良，或多食肥甘香燥所引起。开始牙龈出血渐次溃烂色黑，齿摇脱落变化，非常迅速。如治疗不当多成危候。

【药　品】

煅人中白一钱　苏珍珠二分　朱砂五分　冰片五分　芦荟一钱半　青黛一钱半　熟硼砂五分　川连五分　儿茶一钱

【制服法】

上药共研至极细末，用洗米水洗净患处擦之，每日擦五六次，每日洗一次。

吐泻抽筋经验方

症见口渴、眼塌、四肢厥冷，此症多患于夏月，阴极似阳，呈内寒外热之候。

【药品（内服）】

党参一两　土炒白术八钱　乌附三钱　木瓜四钱　干姜钱半　甘草二钱　川续断三钱　川连一钱　五味子二钱

【制服法】

清水四碗煎至一碗，兑童小便一茶杯，分三次服。先服冷开水一杯，即速服药以防吐出。

【药品（外用）】

水辣柳（鲜品）约三斤，煎水一面盆趁热用毛巾热敷，四肢逐渐转温至自不抽筋。

水肿经验方

【方　一】

大腹皮三钱　五加皮三钱　姜皮二钱　茯苓皮三钱　陈皮五钱桑白皮二钱　木香一钱　赤小豆八钱

水煎服。

【方　二】

约一斤重的活鲤鱼一条，连鳞洗净生剖腹，去其腹内脏，不再水洗，用赤小豆一两纳入腹内同炖，以赤小豆熟为度，空腹食用汤豆，顿食1～3次水肿可全消。

小儿食积疳积经验方

【药　品】

夜明砂（水飞）一两　正朱砂（水飞）五分　枯矾一钱

【制服法】

三味药共研末过筛，每次以药粉裹鸡肝或猪肝煎香或蒸熟食之；又可用田鸡肉或猪肉捣烂成肉饼与药粉混匀，煮熟连汤食之。

烫火伤经验方

【药　品】

川连三钱　大黄六钱　黄檗三钱　地榆四钱　焙干青苔钱半

【用　法】

上药共研细末，用茶油调匀涂抹患处，每日三四次。如有化脓处可用浓绿茶洗净，再涂抹，否则忌洗。

小儿湿热疮经验方

【药　品】

生泥蛇（水蛇）一条

【制服法】

蛇杀死去鳞，洗净，剖开去其腹内脏，以清水文火炖，再行取去骨刺，用原汤加热调和盐味再煮，并汤食之。食两三条可愈，不需服其他药。预先食之可免生疮痱。

红白痢疾经验方

【药　品】

绵茵陈一两　金银花一两

【制服法】

炒呈微黑色，两味药共煎水，用水三碗煎成一碗，兑生蜂蜜糖一两半混匀服之。此系成人量，如小儿根据年龄酌量减用。

口唇疗经验方

【药　品】

壁虎（盐蛇）　黄砂糖

【制用法】

上药适量，捣匀，涂抹患处。

乳腺炎经验方

【方　一】

生蒲公英四两，加水煎后，兑酒少许内服，每日分两次服完。

【方　二】

生蒲公英捣烂，溶入米酒少许外敷患处，每日换一次或两次。如冬日无鲜品蒲公英，用干品亦可，外敷研粉调酒如法敷之。

白泡疮经验方

【药　品】

大黄四钱　黄檗四钱　黄连钱半　青黛四钱　熟硼砂四钱　苦参四钱　人中白二钱　樟脑钱半　生滑石四钱　枯矾一钱　冰片八分

【制用法】

上药研细末，用茶油或凡士林适当调匀涂之，每日涂两三次。按此疮多生头部，宜先剃头发，煎苦参水洗净后涂之。

龙脑安魂丸治疗小儿急惊验方

【药　品】

龙脑　地龙

【制服法】

上药适量共研末制丸，如梧桐子般大，小儿每次服 2～3 粒，成人每次服 6 粒，一日三次。

四、治学诊疾，皆为楷模
——忆先祖林岑楼

先祖父林岑楼（1892～1978年），广西恭城县（今恭城瑶族自治县）城厢乡（今城厢镇）满塘村人。

吾祖父弱质幼龄，严君见背，唯赖慈亲太祖母抚育成人。少年时节，多历病苦，经年累褥，备尝抱薪之忧。是以薄功名，寡利禄，矢志学医。

先祖父天质敏慧，聪颖过人。总角入泮，即兼读《医学三字经》，尝以"不为良相，则为良医"以自期。名医叔太祖林栋臣见怜，躬亲指点。遂使其数年之间，得以历览《黄帝内经·灵枢》、《黄帝内经·素问》，旁及宋、元、明、清诸家医著。寒来暑往，映雪囊萤，孜孜汲汲，未尝一日释卷少息。一日，适端阳前后，大雨滂沱，村前西河山洪暴涨，彼岸村中有病危者，倩二少壮联袂前来延医。恰值栋臣公外出，来人辗转失措，心急如焚，旋生一智，强邀吾祖父涉河往视，卒使病人化险为夷。由是医名声大噪，闻及遐迩。至今老辈翁媪中仍有此"少年郎中"之美谈。然先祖平生谨慎，不沽虚名，此后杜门谢客，不敢贸然就诊。尝曰："学医不精，浪投药石，其如苍生何？岂容小辈玩命哉！"后值兵祸穷荒，生计窘迫，年既弱冠，执教乡中，兼习岐黄术。日课之余，沦著书窗，将积年医卷，展读研讨，潜心洞悉凡十又二年，二十九岁上始悬壶济世。

其为人，俭朴无华，平易近人，病家有求者无不应。早年的恭城，地僻一隅，交通闭塞，匪乱猖獗，百姓穷苦厄困。遇有孤苦特甚者，先祖慷慨送医；外诊随叫随到，从未计较路程远近诊金多寡。又体悯病家既已罹灾，不愿随时入俗而辞轿马接送，布伞葛囊悬诸肘后即赴诊。青衫草履，遍及故里阡陌山川。因其身材伟岸，接诊者常须小跑始能尾随。耄耋之年，仍喜安步当车。其医风医德堪为后学者师范。

初，主方于县邑"同仁堂"，继被聘为栗木宝成矿业公司矿医，后历任恭城县立医务所副所长、所长，恭城县立"国民中学"校医。曾负笈广州"善那种痘养成所"学习，结业后，每岁春、冬两季为远近小儿接种牛痘，使方圆数十里内儿童免于天花之害，实开恭城先河。

新中国成立后，1954年5月筹建恭城镇中西医联合诊所，任主任职。7月，出席广西省中医代表会议，同年当选为恭城镇人民代表，恭城县第一届人民代表大会代表，恭城县卫生工作者协会副主任。1956年4月调任平乐专区人民医院，任主治中医师；同年7月调任广西省人民中医院内科主任医师。1960年，晋升为广西中医学院附属医院副主任医师。1963年为主任医师。主持妇科临床及临床教学业务工作，并主方于高干诊室。1974年4月，因伤病请求退休归里。生前撰有《中医临症验方歌诀》、医案等著作手稿，将平生临床所获经验，择其要者、效者，录之笔端。惜其晚年受"左"倾思潮迫害，未能专心著述，上述手稿，亦无法付梓。1974年，病休回原籍后，每日求医者门庭若市，户限为穿，诊接无暇，虽经镇人民政府出告示张贴门前，望群众能体恤老病，并规定接诊时间人数，但亦难以限制。

先祖父医术精湛，医德淳厚，医风正派，擅长于内科、妇科，在晚年亦手不释卷，精益求精。生平辨证准确，治疗得当，开方严谨，常起沉疴。

先祖父从医六十余年，身后家人检其箱箧，只有医籍手卷而已，其清贫殊令人为之三叹！

（恭城瑶族自治县中医医院　林劲秋）

五、林岑楼年谱

1892 年 10 月，出生于广西恭城县城厢乡满塘村。

1900～1910 年，在本村和乐湾村私塾启蒙念书。其中 1909 年与化育村罗桥英女士结婚。

1911～1914 年，进入恭城厢镇县立高等小学堂念书，1914 年毕业。

1915～1918 年，在本村私塾执教，并开始学习中医，师从叔父林栋臣。

1919～1921 年，在本村小学校执教，并继续从叔父林栋臣学医。

1922～1924 年，在家专随叔父林栋臣学习中医。

1925～1927 年，在本乡洞尾村执业中医临床，并与家兄共营日用杂货店，开酒坊。

1928～1934 年，在本县县城开设同仁堂诊堂，执业中医临床。其间曾参与桂柳铁路施工，为工程队执业医师。

1934～1936 年，在本县司法分庭任医师。

1937～1942 年，任本县县立医务所副主任、主任，为县立"国民中学"校医、栗木锡矿公司矿医。

1943～1948 年，在本县县城执业中医临床。

1949～1951 年，在本县县城行医兼营药，亦挂牌同仁堂。

1952 年至 1953 年 5 月，在家劳动生产。

1953 年 6 月至 1954 年 5 月，在本县县城开设林岑楼诊所，执业中医临床。

1954 年 6 月至 1956 年 4 月，任本县城厢镇中西医联合诊所主任、县卫生工作者协会副主任，为城厢乡和恭城县第一届人民代表大会代表、广西省中医代表大会代表。

1956年5月至1956年7月，任广西平乐专区人民医院中医主治医师。

1956年8月至1963年5月，任广西省中医院中心门诊部主治医师、副主任医师，与张汉符主任一道，在门诊部、病房、高干诊室主诊临床工作。广西省中医院1958年改为广西中医学院附属医院。1963下半年晋升为主任医师，一直从事临床主诊工作。1960～1961年，《广西日报》、广西政协主办的《前进报》曾刊登其照片和介绍其工作情况的专文。

1974年6月，退休回归故里恭城县县城，直至1978年8月逝世前，每日仍接诊大量病人，为老百姓的健康贡献了毕生的精力。

1978年8月，逝世于恭城县城，享年86岁。《恭城县志》有专文介绍其生平事迹，《广西通志·卫生卷》亦有介绍。

附录一：

林劲秋医案选析和论文精选

名老中医林岑楼治疗痛经经验拾零

1. 肝经瘀热，逐瘀是要

李某，25 岁，已婚。

每于月经潮前，寒热交作，腹痛颇剧，历时年余，迭经中西医治疗无效。西医妇检诊断：①子宫发育不良；②附件炎。初诊：月经提前，色紫黑黏滞欠畅，腹痛颇剧，并见寒热往来，日晡为甚，胸胁胀满作痛，小腹拒按唇干；若在炎夏劳作过度，夜眠则时有少量鼻衄，四肢筋脉亦有压痛感觉；结婚六年未孕；面色暗红，体质一般，舌苔黄，脉弦数。断为肝经瘀热，气血凝滞冲任而致痛经。以逐瘀生新、清热通络论治，投血府逐瘀汤（《医林改错》）治疗。处方：赤芍 9 克，桃仁 11 克，当归 9 克，生地 12 克，甘草 3 克，红花 4.5 克，枳壳 4.5 克，柴胡 8 克，川芎 6 克，牛膝 9 克，桔梗 4.5 克，嘱其于经前连服三剂。复诊：经潮仍提前五日，但经色略鲜，亦较畅利，胸胁及腹部疼痛大减，且无压痛，寒热已罢。诊见舌黄苔少，脉象稍缓，尚带弦象。依前法连治两个月，继拟养血清营之荆芩四物汤平时随服，嘱其慎加调摄而后愈。一年余后产一男婴，母子俱健。

本例痛经为肝经瘀热，气血凝滞冲任二脉而致。冲任二脉与肝经关系至为密切，肝为藏血之脏，司疏泄而主血海，肝血下注胞宫而为月经。血府逐瘀汤有逐瘀生新、清热通络之功，故投之有效。

2. 血瘀热结，破结为先

林某，18 岁，未婚。

自诉月经一向正常，因前次月经潮期，过量摄食香燥、辛辣之物，兼受家遭巨变刺激，现已延期十日。两天来下腹剧痛，不能仰卧，转侧艰难，烦躁欲狂。诊见面色黄垢，唇干口燥，渴而饮少，卧床呻吟；左少腹部拒按，大便三日未行，小便清长，无外感寒热见证，脉象沉实而数。是为血瘀热结，郁于少腹之痛经。急投加减桃仁承气汤（《伤寒论》）一剂。处方：桃仁9克，桂枝6克，大黄9克，延胡索9克，香附9克，炙甘草3克。用药后一时许，少腹疼痛加剧，移时入圊，大便色黑硬结。继进上方二煎，大便稍软，深黄黏滞秽臭。翌晨复诊，腹痛若失，余症均减，略思饮食，能扶壁而行。脉象仍见沉实，将原方再进一剂，得二便快利，大便质稀，色转淡黄，无黏液夹杂。三日后，诸症悉平，脉象和缓，月经亦随之而潮，先下瘀黑，继而紫红，四日已尽。旬日平复如常。

此乃血瘀热结，郁于少腹之痛经。少腹内居胞宫，而冲任二脉起于胞中。血瘀热结，郁于少腹，则冲任二脉受阻，致使少腹剧痛，月经过期而不潮。"不通则痛"为本病症结之所在，"通则不痛"是本例取效之大法。

3. 肝气横逆，平肝首务

陈某，27岁，已婚。

痛经半年，经中草医治疗未效。月经提前，经血甫下，色紫夹块，少腹疼痛拒按，后下色呈暗红，量少不畅，行期一周。细查前医用药，予温中、除寒、止痛之剂，则经水黏滞，血块增多。投寒凉之品，腹痛增剧，动则拘急，少腹拘挛，转侧艰难。询其致病之由，乃诉春节前夕，适逢经水来潮，夫妇为家务琐事争吵，月经顿止，少腹疼痛不休，两胁胀满，三日后经水复来，紫瘀夹块，绵延周余方尽，腹痛稍减，但胁下胀满，少腹拘挛始终未除。诊见面黄肌瘦，颊红唇燥，舌质红，脉象沉细弦数；并伴小便短赤，心烦食少，夜不安寝。此乃肝气横逆，疏泄无主，郁结化热所致。以平肝补土，清热养血为治。拟当归芍药散（《金匮要略》）加味治疗。处方：当归12克，川芎6克，白芍16克，茯苓9克，白术9克，泽泻12克，牡丹皮9克，栀子6克，延胡索9克，川楝子9克，盐炒小茴香6克。方中重用白芍，连服三剂。复诊：胁下满胀已除，小便畅调，能食知味，睡眠安静，唇舌淡润，脉象略呈缓和，原方去延胡索、川楝子，加甘草继进五剂。诸症告除，继用逍遥散以善其后。

本症缘由怒伤肝血，肝气横逆，疏泄无主，脾受制侮，健运失司，郁结下焦而致。治宜求本，以缓肝平肝为先，是以于加味当归芍药散中重用白芍，佐以当归、川芎益血润燥，升阳开郁，用茯苓、白术、泽泻健脾利湿，加牡丹皮、栀子清热化瘀，延胡索、川楝子、小茴香理气定痛。诸品并投，成平肝益血，清热散郁定痛之功。

4. 脾胃虚寒，温中亟宜

唐某，41岁，已婚。

月经愆期，平素常觉下腹满胀，经期尤甚，经色暗淡，间有块粒杂至，历时两年，屡治无效。诊见面色暗淡微黑，舌质淡，苔白滑；困倦懒言，四末（四肢）欠温，小便涩少。查前医投寒凉之剂，则少腹满胀频增，食纳少进，胸次不舒；用滋阴之品，则痞满加剧，食入则呕。察其脉沉弱迟滞，此为脾胃虚寒之痛经。遂投吴茱萸汤（《伤寒论》）加味治疗。处方：党参9克，吴茱萸4.5克，生姜9克，大枣5只，当归9克，桂枝4.5克，茯苓9克，川椒3克。一剂后而胸痞腹胀均减，两剂后小便特多，食纳可进，呕止，四末（四肢）转温。原方连进五剂后，诸症若失。继以调中益气，六君相间服，两个月余而康复，月信准时而至。

寒滞中土，布输失司，浊阴不降，清阳不升。"寒则凝泣"，气血不能按常度而行，冲任失荣，发为脾胃虚寒之痛经。温中降逆散寒，以期寒除痛止经调，吴茱萸汤加川椒则温中降逆散寒之力最强；佐人参姜枣，则营卫调和；更以补血益脾之当归茯苓入方，其效弥速。

（1988年）

名老中医林岑楼治疗不孕症医案选析

1. 冲任虚寒，建中扶肾

孟某，女，29岁，恭城县西江乡人，农民。

结婚十二年未孕。初诊：月经愆期，腹中隐痛，少腹拘急喜按，腰部困胀欠温，经期更甚，疲倦异常；经色暗淡，质稀薄，量多，经期延长至8～9日；面色萎黄欠泽，胃纳欠佳，小便自调，大便软而不畅；脉象迟缓虚涩。予归芪建中汤三剂，嘱经前进服。处方：北芪20克，当归12克，桂枝10克，白芍20克，炙甘草6克，生姜片10克，大枣10克，饴糖25克，每日一剂，水煎两次，分早、晚各温服一次。一个多月后，二诊：经期腹痛大减，少腹拘急稍缓，腰部困胀如前；经色暗红，质稍稠，量仍未减，行期七日；脉象较前流利。按前方加补骨脂10克，每日一剂，于经前进服六剂。一个多月后，三诊：诉服药后，月经延期六日而至，腹中隐痛，少腹拘急，腰部困胀已除，行期5～6日，经色红活，量亦略少；面色渐趋红润，二便如常，脉象近和缓。依前方前法继进两个月，全身症状悉除。继以六君汤加味善其后。月信准期而至，半年后受孕，足月产一女，母女俱健。

2. 肾阳虚惫，壮火暖宫

唐某，女24岁，桂林市人，广西中医学院附院护士。

结婚三年不孕。经西医检查诊断为子宫发育不良，右倾后曲，用激素等药物治疗一年余无效。初诊：体态丰腴而肌肉松弛，面色萎黄，暗而不泽。自诉月经后期，经色暗淡，质稀，量多，平日白带清稀，腹痛腰酸，小便频数清长，大便软烂。脉象缓大无力。诊为肾中真阳衰微，冲任虚损，带脉失约束之力，当补肾暖宫除痰消积为治，投予二陈暖宫汤。处方：制附片6克，炒补骨脂10克，酒洗当归10克，炒小茴香8克，壳核桃15克，煅紫石英20克，淮山12克，姜半夏10克，陈皮6克，川续断10克，茯苓10克，肉桂（冲兑）6克，鹿胶（烊化）8克。诸药水煎两次，分两次温服。隔日一剂，于经前十日内连进三剂。三个月后，复诊：月经期准，经色暗红，量亦减少，腰酸腹痛若失。按前方前法继服两个月，嘱其节欲。半年后孕，足月产一女婴，母女俱健。

3. 血虚火旺，滋肝解郁

黄某，女，28 岁，恭城县西岭乡人，农民。

结婚八年未孕，其夫邀余往诊。入门见其家境贫寒，双亲年迈，赖夫妇砍柴度日，家无隔宿之粮，常因生活窘迫而争吵，因后继无人而忧心。家贫无力延医，请本村草医治疗，日久未效。刻诊：月经愆期，经色紫黑夹块，量少味臭；经前腹痛胁疼，间有潮热；脉象弦细而数。弦乃肝木郁结之征，细数为阴血虚之候，症属七情郁结，血虚火旺，肝木失养，奇经受损而不孕。遂以滋阴解郁为治，处以解郁滋肝汤。处方：当归 10 克，生地 15 克，白芍 10 克，柴胡 10 克，丹参 10 克，红花 6 克，白术 10 克，甘草 16 克，党参 10 克，牡丹皮 8 克，桑叶 10 克，鹿胶（烊化）6 克。诸药水煎两次，早、晚各温服一次，每日一剂，于经前连服六剂，连用两个月。并嘱其夫妇互相体谅，摒除烦恼忧郁，阴静阳和，病自易复。两个月后，复诊：经期近常，量亦增加，经色红紫，无臭味，腹痛胁痛已减，潮热除；脉象略呈缓和，尚嫌略弦。按前方去红花，加麦冬 10 克，再进两个月。两个月后，三诊：月经按时而潮，量如常，经色暗红而鲜，诸症已除，精神倍增，体魄日健。改用归脾丸继服。半年后随诊，已受孕三个月，无不适征候。足月产一男婴，母子俱健。

4. 肝气横遂，抑肝补脾

林某，女，28 岁，广西恭城县人，医院手术室护士。

结婚三年多未孕。曾屡经西医检查治疗未效。于 1958 年夏就诊。初诊：月经先期，经行时腹痛腰胀，唇干心烦，胃纳不强，大便秘结；经色先行暗黑，量多夹块，后来色紫，淋漓难尽；脉象沉涩细数，面色萎黄不泽。诊属肝木疏泄太过，横逆犯脾，以致营卫失调，乏生化之机，损伤冲任而不孕。治以抑肝补脾，各调营卫。方用丹栀逍遥散加味。处方：白芍 12 克，柴胡 8 克，当归 10 克，生地 15 克，牡丹皮 10 克，红花 6 克，党参 10 克，白术 10 克，元胡 8 克，炒栀子 6 克，甘草 6 克，鹿胶（烊化）6 克。诸药水煎两次，分两次温服，每日一剂。于经前、经后各连服三剂。嘱其务要清心寡欲。三个月后月经正常。半年后受孕，足月顺产一女。

5. 风寒客胞，温内散寒

陈某，女，30 岁，恭城和平乡人，农民。

结婚十年未孕，累治不效，余（林岑楼）应邀出诊。初诊：素患痛经，月经适至，少腹疼痛，抱腹呻吟，声音低微，头痛呕逆，面色青而憔悴。询其情，乃为数年前夏月行经时洗冷水浴两次，自此，每月月经延期而至，口淡食少，少腹满胀疼痛欠温，四肢亦冷，经色黑淡，质稀薄，迭经中西医治疗无效。脉象弦细。此系风寒乘虚客入胞宫，舍入营分，冲任为风寒所束，则阴血不荣，脾运失司，乏生化之机。遂拟当归四逆加生姜吴茱萸汤，以温内、散外、行阳论治。处方：酒洗当归 20 克，白芍 12 克，桂枝 10 克，细辛 3 克，泡吴茱萸 6 克，木通 5 克，甘草 6 克，大枣 10 克，生姜片 10 克。诸药水煎两次，分两次热服，连进三剂。复诊：自诉前方服一剂，腹痛减半，呕逆已止；继服两剂，各症大减，四肢温，少腹亦暖，夜睡宁，只仍觉疲困无力，经色淡红，脉象中取近缓，沉取细弦。按原方五剂之量，炼蜜为丸，早、晚各服 15 克，以淡姜汤送下。调治一个多月，身体康复，半年后受孕，足月而产。

（1993 年）

产后胎衣不下——林岑楼医案一则

兰某，女，27 岁，恭城厢乡人，农民。

产后半日，胎衣不下。林岑楼老医师是夜三更出诊。初诊：患者呻吟不绝，时复昏迷。询其病情，只以手指腹示意，面色潮红，唇干舌绛。诊其腹，拒按不可触摸，四肢厥逆。家人代诉：产时恶露不多，近半日已止，胎衣未下，腹痛加剧，辗转不安，时有神昏拘挛。诊其脉沉细两尺有力。此乃产后风寒侵入胞中，寒凝瘀滞。胎衣不下，血与气结，上迫心君，经脉失养而致神昏厥逆，拘挛腹痛之症。林老医师急投失笑散 10 克调醋一次顿服，令其家人垫高头胸部。用药后半时许，腹痛加剧，但胎衣仍未下。按法继服一次，少顷，瘀血夹块而下，即令家人扶持患者站立，并以发探其口中令呕，胎衣随血而下。患者昏晕睡去，两时方醒，腹部松软，痛胀大减，四肢温，拘挛除。思食，进热粥一碗，继续睡去，待天大明方醒，瘀块已尽，血来暗紫。另投黄芪佛手散汤剂两剂，用药后饮食益进，精神渐增，按产后气血两亏调理而愈。

按：本案妙在用古方而临症自出新意。胎衣不下，乃危重之症。失笑散素以治胎前产后心腹绞痛而著称。林老医师投失笑散后，令扶持患者站立，以发探其口中令呕，而胎衣随下。良医之工，跃然纸上，令后学者，拍案称绝。

（1988 年）

肾气未充，经闭勿破

肾气的充盛与否，于妇女月经的常变和有无至为重要。室女经闭，索其缘由，多为肾气未充、肾精不足，经血乏生化之源。为治之者，切不可不辨虚实，概以滞塞立论，滥施通滞导利之药；或急功近利，草率从事，大张挞伐，妄投剋削攻破之品。正如前贤张景岳所说："不论有滞无滞，多兼开导之药；其有甚者，则专以桃仁、红花之类通利为事，……其与榨干汁者何异？"（《景岳全书·妇人规》）

笔者当于 1978 年 5 月接诊一位 17 岁的少女。其 13 岁来初潮，15 岁经行正常。患者于 1977 年 6 月念高中在校时，因月经来潮第二天去水库工地劳动，双脚曾浸泡于冷水中，次日月经闭停，当时无其他不适。一个月后未见再潮，其母惊惧而促其求医。先在县内医院做中西医治疗未效，继而往某市医院入院用西药治疗两月余，亦未效。又入该市中医院治疗近两个月，也未获效。前后多方求医，时延十个月，不见经潮。诊时见其面色萎黄，形体清瘦，舌淡苔薄白，脉微沉涩。自诉身体无其他不适，唯觉体倦乏力，纳呆食少。察前医之用药，多为桃仁四物之类，每方中必有开破之品，且补益者少，攻破者多，甚者用三棱、莪术、穿山甲之属。时余祖父林岑楼说："《黄帝内经》之旨，月经本肾气充盛之产物。少女偶遇外感和内伤，每致经闭，观诸临床，虚多实少。乃因少女肾气初盛而未充，未及肾气平均之时，以微弱初盛之气，当外感内伤之邪，必不能胜。治疗切不可乱投开破通利之剂。只需顾护肾气，益其经血化生之源，满则溢，月信自无不潮之理。犹如无水之库，疏通源头活水，库满而自溢；若一味挖堤掘坝，源头之水，点滴无存，何能冀库满水溢？"余谨遵之而为治：先用参苓白术散调其脾胃，一个多月后，纳强食增；继以当归补血汤和归脾汤出入化裁，益其肝血，近一个月，面色红润，脉象缓和；最后用归肾丸酌加调经之药以补肾滋肝，养血调经而收功。治疗的始终，均嘱其饮食配合，多食滋补而不腻滞的血肉有情之品，如沙鳖、甲鱼、乌龟之类。8月5日月经来潮，经行三天，除量略少外，余无不适。后未再用药，只嘱其慎饮食起居，终获痊愈。后身体康健，结婚产育一如常人。

付青主说，"经水出诸肾"，"经本于肾，而其流五脏六腑之血皆归之"。（《付青主女科》）月经的主要成分是血，其产生和正常来潮，充盛的肾气是其主导，丰盈的肝血，强健的脾气是极其重要的条件。少女之肾气初盛而未丰，肝血初盈而未半，脾气初强而未健，若遇外感内伤之邪，正气易损，肾气易亏。肾肝脾三脏又互有生克乘侮的重要关系，一脏受损，三脏俱累，肾亏、肝虚、脾弱，五脏六腑之血亦亏虚不盈，何能皆归冲任下注胞宫，使其满溢而为以时下之月事？此少女经闭之所以"虚多实少"，《黄帝内经·阴阳应象大论》说："因其衰而彰之。形不足者，温之以气；精不足者，补之以味。"肾气未充之经闭，调脾胃、益肝血、补肾气是为正治。若滥施攻破挞伐之药，何异于无水之库挖堤掘坝而冀水流，岂不南其辕而北其辙乎？所以，医经有"虚虚实实"之戒。

（1986.年）

"经本于肾"刍议

"经本于肾"之说始于《付青主女科》一书，该书在《经水后期》篇中说："夫经本于肾，而其流五脏六腑之血皆归之。"在《经水先后无定期》篇中又说道："经水出诸肾。"月经生理立论于肾，月经疾病从肾论治，是《付青主女科》的一大特色。"经本于肾"的提出，对指导其后的妇科临床实践，在理论上做出了重要贡献。

肾为先天之本，肾主水之蛰，为"精之处"，冲任之本。两千多年前的《内经》就已指出："女子七岁，肾气盛，齿更发长；二七而天癸至，任脉通，太冲脉盛，月事以时下，故有子；三七肾气平均，故真牙生而长极……七七任脉虚，太冲脉衰少，天癸竭，地通不通，故形坏而无子也。"又说："肾者主水，受五脏六腑之精而藏之，故五藏盛乃能写。"（《黄帝内经·素问》）这些论述阐述了肾的作用是人体生长发育和生殖功能的根本；妇女月经的正常与否，是生殖功能的先决条件。所谓"月信准，体自康"，"调经即种子"，"经调而子嗣"，妇女月经的常变，与肾气的盛衰息息相关。付青主"经本于肾"之说正源此《黄帝内经》之主旨，同时他还进一步指出："经水者，乃天一之真水也，满则溢而虚则闭。"（《行经后少腹疼痛》篇）他明确提出肾精（"天一之水"）是月经正常来潮的必要物质基础。肾中之阴阳本为一气，肾阴、肾阳平衡调和，肾气则旺盛，天癸因此而生发并作用于冲任和胞宫。冲脉为十二经之血海，五脏六腑之血皆归于冲脉。任脉通，太冲脉盛。冲任共同作用于胞宫，胞宫盈泻有时，月经就能正常产生和来潮。反之，肾气衰少，天癸竭，任脉虚，太冲脉衰少，则月经涩少而不利，甚者闭而不通。正如明代医家虞天民所说："月水不全赖肾水施化，肾水既乏，则经水日以干涸……渐至闭塞不通。"

肝为藏血之脏，司血海而主疏泄。王太仆说："肝藏血心行之，人动则血运于诸经，人静则血归于肝脏，肝主血海故也。"这说明了肝具有蓄藏血液、调节血量的生理功能。冲为血海，"冲脉本属肝经"（唐容川语），月经乃阴血所化，主要成分是血，若肝血不足，不能濡养冲任，则经血无所化生，经水涩少，甚至闭绝。《女科辑要笺正》说"血不足而月事不至……宜养肝肾真阴"，正说明了这一点。此外，肝主疏泄，具疏散、宣泄之功能。疏泄有度，月经亦按时而下；疏泄失常，则情怀不畅，气机壅滞。气为血帅，气行则血行，气滞则血瘀，肝血瘀滞，亦往往导致月经塞塞难行，或阻滞不通。因此，付青主说："肝气闭塞，而经水之道路亦随之而俱闭。"(《经水忽来忽断时疼时止》篇）肝者体阴而用阳，肝阴不足，阳用乖张，疏泄失度，月经亦可因是而病，症见涩少不利或闭绝。然而"肾气通于肝"（付青主语），肝肾同源，精血一本，肾为元阴元阳之宅，肝木为肾水之子，赖肾水以滋生荣养，肾水充足则肝木得以滋养而荣，肾水不足则肝阴失养而亏虚。肝血与肾精又能互相生化，肾精通过气化的作用可生阴血，肾精虚则肝阴亦亏，肝血不足。肝血不足则经血乏化生之源，月事就不可能按常度而下。总之，肝为气血之脏，在月经的产生和正常生理过程中，对肾主导月经的关系，有着重要的辅佐作用。因此，清代大医家叶天士有"女子以肝为先天"之说。

脾为后天之本，胃与之相表里。月经为血所化生，血乃来源于水谷之精微生化。脾胃主水谷的受纳腐熟，精微的运化输布，为多血多气之乡，是气血生化之源。《黄帝内经·灵枢·决气篇》指出："中焦受气、取汁，变化而赤，是谓血。"《难经》说："中焦者，在胃中脘，不上不下，主腐熟水谷。"中焦即指脾胃，脾胃健运，生化有源，血海蓄溢有常，冲脉丽于阳明，任通冲盛，月事才能应时以下。脾又统血，能使血循脉道正常运行而不致流溢，对经期、经量的恒定起着重要作用。因此脾失健运，或统摄无权，必致月经异常，或涩少，或闭绝，或量多，或期乱，变症多端。然而，肾为先天之本，内寓元阴元阳，为一身脏腑阴阳之根本。"脾土非肾火不能化"（付青主语），脾阳必须赖肾（元）阳之温煦，才能发挥运化水谷、输布精微的正常作用，受气取汁变化而生血；胃阴亦须赖肾（元）阴之濡养，才能正常受纳和腐熟水谷，"蒸津液，化其精微"，与脾一道完成"上注于肺脉，乃化而为血"（《黄帝内经·灵枢·营卫生会篇》）的生理功能。总之，月经来源于气血，气血的生成有赖于脾胃功能的正常。只有在肾阴肾阳的作用下，脾胃功能才能运转如常。

《付青主女科》提出的"经本于肾"之说，实针对妇女月经生理而言。月经的正常产生和运行与冲任二脉有着密切的关系。月经定位在胞宫，主要成分是血，而血来源于脾胃对水谷运化之精微，蓄藏调节于肝。肾、肝、脾三脏实为经血的生化、藏泻、统摄的调节之所，为冲任二脉和胞脉之所系。因此，月经的产生和正常运行，实有赖于肾、肝、脾三脏作用的正常和协调，与肾、肝、脾三脏有密不可分的关系。而肾为先天之本，肾阴、肾阳对肝脾的生理功能有着重要的制约作用。"经本于肾"、"经水出诸肾"一说即此而言。

（1987 年）

崩漏中医治疗大法之我见

中医医籍中，有关崩漏证治的记述，可谓车载斗量。自明代方约之在《丹溪心法附余》中提出："初用止血以塞其流，中用清热凉血以澄其源，末用补血以还其旧。"以后医家，虽多有发挥，但"塞流、澄源、复旧"治疗崩漏的三大阶段法，至今仍为医者奉为圭臬。

中医辨证施治的原则，其中重要的一条是因时、因地、因人论治。二十多年来，笔者临床于基层，面对广大农村患者，对用中医中药治疗崩漏深有体会。

按塞流、澄源、复旧三大阶段法施治，则治疗周期长，多数超过一个月以上。疗效虽好，但患者往往难以承受时间和经济上的重负。临床所见，血止之后，一般患者每每再进药两到四剂，便不再进行药物治疗。为适应临床，笔者通过多年探索认为，中医治疗崩漏可概括为两阶段疗法，即止血和正本。

止血，即于临床初诊之时，仔细审因察证，辨证准确，重投塞流止血之剂，兼以澄源之品，主要达到止血的目的。两到四剂多可收止血之效，且无留邪之弊。失血之症，其后必虚，血止之后，即以调脾胃、补气血之剂投之，兼用清源之药，使补而不滞，邪去而正复。需再投三到五剂，并嘱患者调饮食，慎起居，即可痊愈。此为正本。用此疗法，屡获良效，疗程大大缩短，一般均为十天左右。医患均感满意。

止血和正本，分两个阶段治疗崩漏。易于医者临床掌握，治疗方便。血止前后，有着明显的临床症状分界，用药亦有明显差异。如按三阶段疗法，塞流往往兼以澄源，澄源又往往配以复旧，复旧常需兼顾澄源，各阶段临床指征和用药都难以明确分开，使医者临床思虑难定。两个阶段疗法，临床上可执简驭繁，既便于医者掌握，在辨证准确的基础上，确实可收到良好的效果，又可缩短疗程，减轻患者负担，诚为两全其美的中医崩漏疗法。

（1993 年）

崩漏（功血）的中医治疗综述（1988～1995 年）

崩漏，乃危害妇女健康的疑难急重病症。"疑在病名概念认识尚不一致，难在临床获良效，急在耗失阴血，损及健康……是十分值得研究的课题。"[1]中医传统认识认为，凡是阴道下血，其势如崩似漏的，皆属崩漏范畴。按此认识，崩漏则涵盖了现代西医学的功能性子宫出血、女性生殖器炎症和肿瘤出血，宫内置环术、输卵管结扎术、人工流产、产后出血等不同病因和病机的多种疾病，其发病原因、机理、治法大相径庭。本文只就功能性子宫出血的崩漏，自 1988～1995 年见诸杂志的论文作一综述。

1. 证治分型

（1）生理期分型

姚石安[2]认为，崩漏（即功血）约 90％发生在青春期或更年期妇女，生育期仅占 10％左右。中医根据年龄特点的整体治疗，有利于青春期功血性腺轴功能趋于健全，有利于更年期功血患者平稳过渡到绝经期，并使生育期患者心身得到全面调整。陈慧珍[3]报道，排除内科出血性疾病，妇科未发现器质性病变者，93 例中，13～18 岁 19 例，占总数的 20.4％；46～50 岁 65 例，占总数的 69.8％，两项共占总数的 90.2％。年龄因素在本病的辨证分型上，有重要的参考价值。姚、陈两氏临床统计几乎一致。笔者认为按生理期大致可分型如下：

青春期（12～18 岁）崩漏，是"由于肾—天癸—冲任—胞宫生殖生理轴未能健全，特别是肾气尚未充盛"[4]，"肾气未充，封藏失职，冲任不固是导致患者发病的基本原因"[5]。

生育期（19～44 岁）崩漏，"与肝关系最为密切"[6]，系肝失条达疏泄失度而致。

更年期（45～50岁）崩漏，是"由于肾气衰，生殖生理轴功能逐渐衰退"[7]，"肾气虚衰乃大势所趋"[8]，崩漏亦由此而生。

（2）证治分型

崩漏的证治分型，诸家认识尚不一致。成都中医学院妇科教研室编写的《中医妇科学》[9]将其分为阴虚血热证、肝郁血热证、湿热证、心脾气虚证、肾气不固证、肝肾亏损证、血瘀证。由湖北中医学院主编的《中医妇科学》[10]将其分型为血热、血瘀、脾虚、肾虚四个证型。董正莫等人[11]将崩漏分型为血热型、肾虚型、脾虚型、血瘀型四型。刘燕飞等[12]根据崩漏流血状态分型如下。①血热型：阴道突然大量流血而后淋漓不止，血色深红。②气虚型：阴道流血不断而后逐渐增多，血色淡红。③肝肾阴虚：阴道流血呈持续性量多或淋漓不断。④血瘀型：阴道流血淋漓不断，时多时少，有小瘀血块。

临床证型，诸家分型很不一致。从崩漏的病因病机出发，结合年龄辨证和临床辨证，笔者认为，按湖北中医学院主编的《中医妇科学》中的分型，可执简驭繁，在临床中易于掌握。

2. 临床治疗

班秀文[13]认为，血热崩漏，实热用芩连四物汤，虚热宜两地汤；气虚用固本止崩汤，血瘀用桃红四物汤。冲任不足，二七少女用五子衍宗丸；七七之妇，阴虚用左归丸，阳虚用右归丸。徐秋方[14]用自拟山萸菟丝汤：山萸肉60克，菟丝子30克，女贞子、旱莲草、五味子各15克，每日1剂水煎分2次服用。并随症加减：血热者加黄芩、地榆，夹瘀血阻滞者加蒲黄、五灵脂，兼气虚证者加黄芪、黄精，兼阴虚内热者加生地黄，甚者重用山萸肉、女贞子，伴胁痛乳胀者加用柴胡、佛手，夹有湿热者加车前草、红藤。经治60例，总有效率为96.6%。陈慧珍[15]用固肾摄血汤，方含熟地黄12克，山药12克，枸杞子12克，菟丝子20克，续断15克，党参15克，黄芪15克，海螵蛸18克，蒲黄炭10克，并随症加减，治疗93例，总有效率为98%。胡玉荃[16]经验报道：用了补气健脾固气摄血后，应着重补肾、调理周期、复旧固本。常选用龟板30克，熟地黄15克，麦冬15克，旱莲草30克，女贞子15克，炒白芍15克，五味子15克，杜仲10

克。若偏阳虚其中二至丸改用二仙汤。刘昌青等[17]介绍，刘氏功血1号，药用黄芪、党参、乌梅炭、生地炭、乌贼骨、马齿苋、益母草各30克，续断、山萸肉各18克，炒白术、椿根皮各12克，升麻9克，炙甘草6克。血热者加焦栀子、地榆，脾虚者重用炒白术加山药，肾阳虚者加杜仲、菟丝子，肾阴虚者加熟地、旱莲草，血瘀者加当归、生蒲。每日1剂，水煎服。服3～9剂血止后继用补肾调经排卵汤，方含紫石英、鹿角霜各30克，菟丝子、枸杞子、女贞子、淫羊藿、熟地、续断各15克，山萸肉、杜仲、当归、白芍各12克，山药18克，香附9克。每日1剂，水煎服。治疗66例，结果均治愈，有效率达100%。赵素云等[18]报道，用补肾固经汤，方含菟丝子、女贞子各12克，旱莲草、党参、黄芪、白芍、煅牡蛎、棕榈炭各15克，阿胶、贯众炭各10克。随症加减，每日1剂，水煎服，7日为1个疗程。治疗60例，结果均治愈。陈民勤[19]用青功汤，方用生地、北沙参、女贞子各20克，山药15克，山萸肉、牡丹皮、麦冬、白芍各10克，气虚者加党参、黄芪，血热者加黄芩、栀子，气虚者加丹参、赤芍，出血量多者加地榆炭。每日1剂，水煎，于经前1周开始服，用4～6剂，共用3个月经周期。治疗青春期功血60例，总有效率为93%。瞿结宗等[20]以益气固经汤，方含太子参、黄芪、淮山药各30克，当归炭、煅龙骨各25克，续断、茜草根、蒲黄、五灵脂、阿胶（烊化）、云苓、炒白术各15克，三七粉（冲）10克，甘草6克。经期内每日1剂，水煎服；经净后用健肾地黄丸、健脾丸、乌鸡白凤丸各10克，每日分3次服。2个月为1个疗程，治疗青春期功血75例，总有效率为97%。李惠保等[21]报道，用塞流固本法治青春期崩漏，出血期用止血固冲汤，血止后用益肾固本汤，随症加减。每日1剂，水煎服，1个月为1个疗程。治疗68例，总有效率为95.6%。

张红玉等[22]报道，治疗更年期崩漏，均排除器质性病变，用安老益坤汤，方含熟地、防地炭、枸杞子、白芍、煅龙骨各30克，炒枣仁、桑寄生各15克，川黄连1.5克，随证加味。每日1剂，水煎3次取汁1 000毫升，分2～3次服。服药1～12剂，总有效率为97.5%。牟重临[23]报道，用固本止崩漏汤治疗更年期崩漏，均予黄芪、党参、白芍、熟地、当归、白术、萸肉、菟丝子、肉苁蓉、陈皮、炙甘草，随症加减，每日1剂，重者每日2剂。其中，2例发热配合抗生素治疗，3例低血压配合输液及少量输血。治疗54例，总有效率为94.4%。唐占山[24]介绍，自拟宫血宁治疗更年期功血，药用黄芪15～30克，熟地10～20克，阿胶10～15克，白芍、山药、续断、桑寄生、菟丝子、地榆、仙鹤草各15克，山萸肉10克，随症加减。每日1剂，水煎分2次温服。6日为1个疗程，2个疗程后，总有效率为92.85%。刘辉英[25]介绍，以固冲汤加味治疗崩漏，药用黄芪50克，白术、煅龙骨、煅牡蛎、阿胶（烊化）各30克，五味子、茜草根、黑荆芥各10克，熟地15克。脾胃阳虚型白术加至50～60克，加党参50克或人参10克；阴虚血热型加旱莲草30克，白及10克；血瘀型加益母草10克，蒲黄10克。每日1剂，水煎服。治疗100例，服药1～7日后均止血。朱子钰[26]用固冲汤加减治疗功血48例，总有效率达95.9%。曹萍[27]介绍，用安冲汤，方含黄芪、续断、生地、海螵蛸各20克，白术15克，茜草10克，煅龙骨、煅牡蛎各25克。随症加减，出现虚脱者用参附汤灌服。每剂加水煎3次，取汁450毫升，每次服150毫升，每日2次，血止后2～3天停药。结果57例均获治愈。

张凡群等[28]报道，治疗崩漏345例，基本方用桃仁、红花、白芍各10克，当归、生地（先煎）各20克，川芎15克，益母草30克。气血两亏者加党参（或红参）、炙黄芪，肝肾阴虚者加柴胡、郁金、五灵脂、牡丹皮、栀子，血热妄行者加黄芩、黄连、阿胶珠、大黄（研末兑服）。月经期每日1～2剂，经停后每2日1剂，总有效率为91%。张翠英等[29]用止血化瘀汤治疗崩漏120例，基本方用仙鹤草40克，白及、荆芥炭各15克，益母草、地丁、生地榆各30克，藕节10个，棕榈炭、蒲黄炭各10克。脾肾阳虚者加肉桂3克，艾叶炭7克；肝肾阴虚者加女贞子、旱莲草各20克，茜草12克；肝气郁结者加制香附12克，川楝子9克；气虚者加太子参、黄芪各30克，茯苓15克，白术12克；血虚者加阿胶（烊化）、血余炭各30克。每日1剂，水煎服，出血量多者每日2剂分4次服，治愈率达100%。

王吉恒等[30]以补中升陷法治崩漏，药用党参、黄芪、地榆炭、棕榈炭各 30 克, 炒白术 12 克, 杜仲炭 15 克, 陈皮、当归、黄芩、甘草各 10 克, 柴胡、升麻、炮姜各 6 克。偏血热者加生地炭、牡丹皮炭, 重用黄芩炭; 偏血瘀者加生蒲黄、川军炭、三七粉、花蕊石; 偏气郁者加川楝、香附、赤芍、白芍; 偏气血两虚者加人参、阿胶珠、山药、白芍; 偏肝肾虚损者加山萸肉、枸杞、白芍、巴戟天、淫羊藿、女贞子、山药、鹿角霜。治疗 135 例, 总有效率为 100%。陈英[31] 报道, 用当归建中汤与黄芪建中汤合方治疗崩漏, 脾气虚型加阿胶、地榆炭、续断、海螵蛸、焦白术、鹿角霜等, 血瘀型加蒲黄炭、五灵脂、元胡、牡丹皮炭、地榆炭、续断、益母草等; 血热型加茜草炭、地榆炭、黄芩炭、元参、续断、阿胶、川楝、旱莲草、海螵蛸等。经治 227 例, 总有效率为 96.5%。陈秀琴[32] 在用血崩宁治疗崩漏 890 例中报道, 血崩宁方含黄芪、续断各 18 克, 当归、阿胶各 12 克, 赤芍、红花、川芎各 6 克, 牡丹皮 15 克, 炮姜、血余炭各 3 克。每日 1 剂, 水煎服, 4 日为 1 个疗程, 一般服药 2 个疗程血止。痊愈率达 95.96%。

唐凤玲等[33] 分析报道, 治疗崩漏, 阴虚血热型用清热冲任汤散加减, 气虚下陷型用归脾汤加减, 脾肾阳虚型用右归丸合固本止血汤加减, 脾虚肝旺型用逍遥散加减。治疗 320 例, 总有效率为 95.93%。钟秀美[34] 治疗崩漏 224 例, 按证型分治, 血热型用芩术四物汤加味, 气虚型用补中益气汤, 血瘀型用桃红四物汤加味。血止后, 青春期选用右归饮、二至丸、二仙汤, 育龄期用逍遥散, 更年期用芩术四物汤、益阴煎。每 2 日 1 剂, 连服 5 剂, 观察 3 个周期, 总有效率达 97.77%。

中医药治疗暴崩, 亦有奇效。李智[35] 报道, 基本方用潞党参、生山药各 30 克, 广阿胶 (烊化)、荆芥炭、陈棕炭、地榆炭、海螵蛸、仙鹤草各 15 克, 三七粉 1 克 (冲服), 血余炭 6 克, 大枣 10 枚, 水煎服。同时服用止血粉 (紫珠草、白及粉、煅花蕊石粉、赤石脂各等份, 2 克/粒) 2 粒。经治大出血 105 例, 总有效率为 99%。陈慧珍[36] 治疗重症崩漏临床介绍, 基本方用菟丝子 25 克, 续断、枸杞、益母草、桑寄生各 15 克, 阿胶 10 克, 西洋参 6 克。肝肾阴虚型去枸杞, 加女贞子、旱莲草; 脾肾气虚型加黄芪、白术、升麻；肾虚血瘀型加大黄炭或三七粉；流血多或淋漓日久加田七粉或云南白药适量冲服。血止后合归芍四君汤治疗。月经周期近正常后，于行经的第 1 日～第 3 日去阿胶、续断、西洋参，加桃仁、红花、党参。上药用冷水 400 毫升浸泡 1 小时，水煎取液 200 毫升加阿胶烊化，早、晚分服，西洋参嚼烂吞服。共治 50 例，总有效率 100％。张松柏[37]报道，药用生黄芪、党参、女贞子、旱莲草各 30 克，茯苓、白芍、乌贼骨、炒地榆各 20 克，升麻 10 克，熟地、续断、阿胶（烊化）、艾叶炭、茜草炭各 15 克，三七粉 3 克（分冲），每日 1 剂，水煎服。中、重度贫血或气虚血脱症明显加用人参生脉饮 1 支/日，每支分 3 次口服，每日 3 次。共治暴崩 104 例，总有效率达 95.2％。

使用中成药治疗崩漏，疗效颇佳。王凤材[38]自制复宫丸，木贼、艾炭、侧柏叶、珍珠粉、莲蓬炭、血余炭各 100 克，当归 150 克，红参、干漆各 50 克，共研细粉，过 100 目筛，取生小蓟 200 克，加水 1000 毫升煎汁，过滤后入阿胶加热烊化，合上药粉为丸，每丸重 3 克。每次服 1 丸，每日 3 次。血止后，经期、周期不调者加鹿茸粉 1 克/次，每日口服 1 次；贫血者加人参归脾丸 1 丸/日，分 3 次口服。治疗 76 例，总有效率为 97％。文湘银[39]报道，自制崩漏胶囊，取当归、黄连、阿胶各 500 克，干姜炭 100 克，陈棕炭、地榆炭、女贞子各 200 克，乌贼骨 50 克，茜草根 250 克，共研细末，装入胶囊，每粒含药粉 0.5 克，每日服 4 克，分 3 次口服。1～2 个月为 1 个疗程。总有效率为 91.6％。唐永淑等[40]介绍，用成都中医学院制药厂生产的益宫止血口服液治崩漏 106 例，每次 20 毫升，每日 3 次。设对照组 58 例，用 6-氨基乙酸每次 2 克，每日口服 3 次。治疗 7 日，结果明显，总有效率：本组为 95.28％，对照组为 87.31％。

单味药治崩漏亦有良效。杨明等[41]报道，用带皮生天冬干品 15～30 克（或鲜品 30～90 克），水浸 20 分钟，用武火煮沸 10 分钟，取汁 100 毫升，加入红糖 15～30 克，每日早、晚各服 1 次，10 天为 1 个疗程。血止后为巩固疗效，再服药 3～5 剂。经服 1～3 个疗程，月经恢复正常，半年以上未复发者为治愈，本组有 6 例；

半年以内仍有复发者为好转，本组有 1 例。

针灸治疗崩漏，疗效亦佳。梁清湖[42]介绍，本组病例妇科检查均未发现明显器质性病变，经多方治疗疗效差而转本科治疗。主穴取中极、隐白、太冲，头针双侧生殖区，气虚者灸白会穴、关元穴、气海穴，漏症加针肾俞穴，崩症加脾俞穴和双大敦穴。10 次为 1 个疗程，隔日 1 次。1 个疗程后休息 1 周再进行下一个疗程。治疗 142 例，总有效率为 92.26%。

崩漏的中医临床治疗，炭类药为必用之品。付束明[43]通过查找治疗崩漏的相关文献，结合临床用药实践，认为炭药用于崩漏治疗有标本兼顾的优点，并非单纯为了止血，崩漏的病因和病机，仍是炭药"存性"的作用之"的"。崩漏留瘀的原因较多，不可囿于"血见黑则止"而将崩漏留瘀完全归咎于炭药。

3. 小结

崩漏是危害妇女健康的常见病，亦是疑难急重病症。它的中医治疗法，为历代医家所重视。近些年来，特别是进入 20 世纪 90 年代以来，由于众多临床医者的努力探索和实践，本病的病因病机和界定都逐渐趋向一致。治法多种多样，疗效显著提高。凡见请临床报道，治愈率都在 90% 以上，较之 20 世纪 60～70 年代 70% 左右的治愈率、80 年代 80% 以上的治愈率，有着明显的进步。

然而，由于临床医者的见仁见智，证治分型、遣方用药差异仍然很大。如何进一步统一对本病的认识和分型，使临床疗效进一步提高，仍然是中医理论和实践所面临的课题。

参考文献

[1,9]成都中医学院妇科教研室.中医妇科学[M].北京:人民卫生出版社,1986:127-137.

[2,4,6,7]姚石安.对无排卵性功能性子宫出血如何结合年龄特点施治[J].中医杂志,1994,34(7):436.

[3,5,8,15]陈慧珍.固肾摄血汤治疗崩漏93例[J].广西中医药,1989,12(3):12.

[10]湖北中医学院.中医妇科学[M].上海:上海科学技术出版社,1983:39-40.

[11]董正英,郭增元,石金萍．崩漏辨证分型论治30例[J]．内蒙古中医药, 1990,9(3):6－7.

[12]刘燕飞,盛俊杰,徐桂芬．崩漏流血状态与中医辨证治疗[J]．中医药学报, 1994(1):40－41.

[13]班秀文．崩漏辨证论治[J]．中国医药学报,1992,7(2):60－63.

[14]徐秋云．山萸菟丝汤治疗功能性子宫出血60例[J]．中医杂志,1995,36 (4):230.

[16]张晓丹,赖谦凯,冯焕．胡玉荃主任医师治疗崩漏的经验[J]．广西中医药, 1995,18(6):21.

[17]刘昌青,许国英,卢玉梅,等．刘氏功血1号方合补肾调经排卵汤治疗青春 期功血66例[J]．中医药研究,1995(3):19－20.

[18]赵素云,文顺金,张晓燕,等．补肾固经汤治疗青春期功能性子宫出血60例 [J]．河北中医,1995,17(1):25.

[19]陈民勤．青功汤治疗青春期功血60例[J]．湖北中医杂志,1994,16(5):19.

[20]瞿结宗,刘桂芝．益气固经汤治疗青春期功能性子宫出血75例临床分析 [J]．甘肃中医,1994,7(6):32.

[21]李惠保,王辉．塞流固本法治疗青春期子宫出血68例临床报道[J]．中国 医药学报,1995,10(4):20－21.

[22]张红玉,刘刚,张泽生．安老益坤汤治疗更年期功能性子宫出血[J]．四川 中医,1991,9(7):41.

[23]牟重临．固本止崩汤治疗更年期功能性子宫出血54例[J]．辽宁中医杂 志,1988,11(11):28－29.

[24]唐占山．自拟宫血宁治疗更年期功血56例[J]．云南中医杂志,1990,11 (5):14.

[25]刘辉英．固冲汤加味治疗功能性子宫出血100例观察[J]．新中医,1993, 25(10):29－30.

[26]朱子钰．固冲汤加减治疗功能性子宫出血48例[J]．河北中医,1993,15 (2):25.

[27]曹萍．安冲汤治疗崩漏57例[J]．中医杂志,1998,29(9):23.

[28]张凡群,彭金钗,张忠君．桃红四物汤加减治疗功能性子宫出血345例疗效 观察[J]．湖南中医杂志,1994,10(6):9－10.

[29]张翠英,张菊娥．止血化瘀汤治疗崩漏120例报道[J]．新中医,1993,25 (1):30－32.

[30]王吉恒,王景奇．补中升陷法治疗功血[J]．天津中医,1993,(3):14.

[31]陈英. 归芪建中汤治疗崩漏 227 例疗效观察[J]. 甘肃中医学报,1993,10
(1):25.

[32]陈秀琴. 血崩宁方治疗崩漏 890 例[J]. 山东中医杂志,1990,9(1):24.

[33]唐凤玲,熊大星. 功能性子宫出血的辨证论治——附 320 例疗效分析[J].
湖南中医杂志,1990,6(6):10-11.

[34]钟秀美. 功能失调性子宫出血 224 例临床疗效观察[J]. 福建中医药,
1992,23(4):9-10.

[35]李智. 神效止血汤治崩漏大出血 105 例报告[J]. 中国中医急症,1995,4
(3):115-116.

[36]陈慧珍. 寿胎丸加味治疗重症崩漏临床小结[J]. 中国医药学报,1993,8
(2):30-31.

[37]张松柏. 益气坚肾汤治疗暴崩 104 例疗效观察[J]. 中国中医急症,1995,4
(3):115-116.

[38]王凤材. 复宫丸治疗功能性子宫出血 76 例[J]. 吉林中医药,1994(4):25.

[39]文湘银. 崩漏胶囊治疗功能性子宫出血 83 例报告[J]. 湖南中医杂志,
1989,5(5):18.

[40]唐永淑,谢克蓉. 益宫止血口服液治疗功能失调性子宫出血:附 164 例报告
[J]. 成都中医学院学报,1994,17(2):26-28.

[41]杨明,郎丽艳,陈鸿文. 带皮生天门冬治疗子宫出血 7 例报告[J]. 中医杂
志,1993,34(9):534.

[42]梁清湖. 功能性子宫出血 142 例针灸治疗观察[J]. 中医杂志,1993,34(3):
164.

[43]傅东明. 崩漏治疗中炭药应用问题的探讨[J]. 中医杂志,1993,34(10):
585-586.

(1995 年)

试论中医方法学模式

中医学根深蒂固，源远流长，它在世界传统医学之林中璀璨夺
目，一枝独秀，虽然历经两千多年的风风雨雨和现代医学的冲击，
但是依然傲立不倒，满园春色，为人类的文明、健康和繁衍做出了
重大贡献。

像一切具有强大生命活力的事物都具有其合理的内核一样，中医

学也具有其合理的内核。中医学界的先贤们，接过中国古代哲学范著《周易》的哲学思想，"仰以观于天文，俯以察于地理……原始反终，故知生死之说"[1]，用古朴的唯物观和辩证法，"近取诸身，远取诸物"[2]，"法则天地，象似日月"[3]，将阴阳学说和辨证的思维方法，巧妙而有机地运用于中医学，使其成为中医学的合理内核，构架了六合之内中医传统医学的巍巍大厦。其代表作就是奠定了中医学深厚基础的《黄帝内经》和《伤寒杂病论》等经典论著。

"一阴一阳之谓道。"[4]阴阳学说是一切事物变化的对立统一规律，宇宙间万事万物都遵循着这一普遍规律而运动着。人的生命"负阴而抱阳"[5]，"阴阳者天地之道也，万物之纲纪，变化之父母，生杀之本始，神明之府也。治病必求与本"[6]。唐朝的王冰就解释说："阴阳与万类生杀变化，犹然在于人身，同相参合，故治病之道，必先求之。"[7]因而，中医学对人体的生理、病理变化的阐述，无不概之以阴阳的变化。阴阳的动态平衡，乃是人体健康最根本的保证，"阴平阳秘"[8]，是人体健康生命之常，"阴气和平，阳气闭密，则精神之用，日益治也"[9]。如果人体阴阳不循其固有的变化规律而维持动态平衡，处于偏亢偏盛的紊乱状态，则疾病于身，小则病，大则亡。"阴盛则阳病，阳盛则阴病"，"重阴必阳，重阳必阴"，"阴阳离决，精气乃绝"。[10]中医学的医疗实践同样以阴阳学说为基础，诊断则"善诊者，察色按脉，先别阴阳"[11]，"审其阴阳，以别刚柔"[12]，"脉有阴阳，知阳者知阴，知阴者知阳"[13]……治疗则"阳病治阴，阴病治阳，薄为阳之阴"[14]。用药则"味厚者为阴，薄为阴之阳。气厚者为阳，薄为阳之阴。味厚则泄，薄则通。气薄则发泄，厚则发热……气味，辛甘发散为阳，酸苦涌泄为阴"[15]。

综上所述，阴阳学说贯穿着中医学的各个领域，它是中医学的思想体系基础，也是中医学的思想方法。中医学的自然观和对人体生理、病理、养生、康复的认识，以及对诊断、治疗、药物、药理的理解，无一不是以对立统一的阴阳学说来加以说明和阐释的，并指导着医疗实践的全过程。如是，我们就可以借助于"天下第一图"[16]——太极图来建立中医方法学模式图。

现代太极图是依据陈抟无极图"阳动阴静"的原理[17]，以周敦颐绘制的太极图为仿本[18]，去掉头尾，择取中间，并加以简化形成的。[19]太极图将天地万物的生成和演化的道理，用最简洁的图像表达出来。它阴阳对立统一，阴中有阳，阳中有阴；静中有动，动中有静。它阴阳平衡、对称、形象、明了，包涵着深邃、复杂、抽象和最基本的哲理。

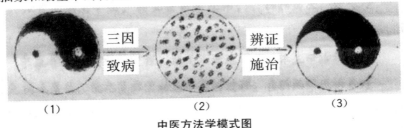

三因致病 → 辨证施治

（1）　　　　　　　（2）　　　　　　　（3）

中医方法学模式图

基于上述，我们建立了如上图的中医法学模式图。这个模式图在浩如烟海的中医典籍里是不曾提到过的。人人心中有，个个笔下无。

中医认为，人体生命"负阴而抱阳"，是阴阳动态平衡的对立统一体。正如模式图中图（1）、图（3）所表达的一样：对立统一，阴中有阳，阳中有阴，互根互化，守其运动（变化）规律而不乱。这正是健康人体生命活动的绝妙描述。

中医病因学说认为："千般灾难，不越三条。一者，经络受邪，入脏腑为内所因也；二者，四肢九窍，血脉相传，壅塞不通，为外皮肤所中也；三者，房室、金刃、虫兽所伤。以此详之，病由都尽。"[20]此为致病三因学说。三因加诸人体生命，打乱了正常生命活动的规律，使人体生命活动的阴阳动态平衡失调，甚至离乱。正如模式图（2）中所表达的一样，人身就处在疾病之中，微有失调则小病，离乱甚则病危殆，"阴阳离决，精气乃绝"。

中医学医疗实践的过程，就是不断地纠正人体生命活动的阴阳失调或离乱，使之复归于动态平衡的过程。在阴阳学说的基础上，用辨证的思维方法，诊察人体生命活动阴阳的偏盛偏衰，动态平衡失调、离乱的程度，确定不同的治疗原则，使用不同的治疗方法和不同的药物，调整阴阳，复归于动态平衡，以达到祛邪除病，康复人体的目的。

中医方法学模式图对上述观点做出了高度的概括。

中医学是一门古老而又充满活力的传统医学，对于它的方法学模式的探讨，必将给它注入新的活力，使这棵医学之树更加生命长青，为人类健康做出更加有益的贡献。

注释：

[1]宋·朱熹.周易本义·系辞：上册[M].天津：天津古籍书社,1986:291.

[2]宋·朱熹注.周易本义·系辞：下册[M].天津：天津古籍书社,1986:323.

[3,10]佚名.黄帝内经素问[M].北京：人民卫生出版社,1979:8.

[4]宋·朱熹.周易本义·系辞：上册[M].天津：天津古籍书社,1986:293.

[5]佚名.黄帝内经素问[M].北京：人民卫生出版社,1979:序3.

[6,7]佚名.黄帝内经素问·阴阳应象大论篇[M].北京：人民卫生出版社,1979:31.

[8,9]佚名.黄帝内经素问·生气通天论篇[M].北京：人民卫生出版社,1979:21.

[11]佚名.黄帝内经素问·阴阳应象大论篇[M].北京：人民卫生出版社,1979:46.

[12,14]佚名.黄帝内经素问·阴阳应象大论篇[M].北京：人民卫生出版社,1979:48.

[13]佚名.黄帝内经素问·阴阳别论篇[M].北京：人民卫生出版社,1979:52.

[15]佚名.黄帝内经素问·至真要大论篇[M].北京：人民卫生出版社,1979:542.

[16,19]胡昌善.太极图之谜[M].北京：知识出版社,1990.

[17]陈抟(871～989年),亳州真源(今河南省鹿邑县)人,字图南,号扶摇子,北宋时一位精通《易》理的道士。《汉上易解》说："陈抟以先天图传种放。放传穆修……穆修以太极图传周敦颐。"

[18]周敦颐(1017～1073年),字茂叔,道州营道(今湖南道县)人,北宋哲学家,著有《太极图说》,影响极大。

[20]湖北中医学院.金匮要略讲义[M].北京：科学出版社,1963:8.

（1985年6月）

附录二：

《林岑楼医籍精选》
一书之推荐

推荐一

1963 年秋，吾初出茅庐，临床广西中医学院第一附属医院妇科门诊时，认识林岑楼老先生。那时，林老先生已是主任医生级别，主持中医妇科临床工作，为吾之领导和良师。

林老学术渊博，治学严谨，学术造诣深厚，很注重中医理论继承与创新，经常引经据典，善于汲取各家所长，并验证于临床，继而提出己见，传承后人。

林老是一位经验丰富的临床专家，他从医六十多年，沉积了丰富的临床经验，在其老年期间，尽管身处逆境，仍不间断临床实践工作。他擅长治疗内科、儿科和妇科疾病。在 20 世纪 60 年代与林老相处时，吾就强烈地感到治疗中医妇科疾病是他的擅长，在妇科的疑难病症的诊治中，他有着独到经验，医人无数，深受患者尊崇。

蹉跎岁月，与林老分别四十余年的今秋，欣闻林老学术继承人、林老孙儿林劲秋医师编撰的《林岑楼医籍精选》一书完稿，并送稿予吾阅读。吾读后不禁拍案称好。此书乃林老先生留予后人的宝贵学术遗产，是广西中医妇科发展长河中不可或缺的部分，是一代名医良师的学术经验结晶。故极乐于为之推荐。请有关领导和部门能为其刊行于世，给予大力支持，为百姓苍生造福，为祖国医学的传承做出贡献。

广西中医药大学教授　陈慧侬

2013 年冬至

推荐二

中医内科、妇科是中医学的重要组成部分，也是中医学最具优势和特色的学科之一。诸多名医家在这些领域做出了杰出贡献，逐渐形成自己完整的理论体系，推动了学科发展，名老中医林岑楼先生就是其中的一位。

林岑楼先生生前系广西中医学院（广西中医药大学前身）第一附属医院主任医师，自幼师承家学渊源，具有深厚的中医理论基础，一生执业行医，积累了丰富的临床经验，尤擅长治疗中医内科、妇科和儿科疾病，为我院 20 世纪 50～60 年代德高望重的名老中医，主诊于高干诊室和病房。我在广西中医学院毕业留校初期，曾跟师林岑楼先生学习，受益匪浅。在临床实践过程中，我深切地感受到先生高尚的医德医风，他对病人非常热心诚挚，尽其所能为病人诊疾治疗，为病人解除疾病痛苦，每起沉疴。他对我们后学之辈谆谆教导，热心扶持，努力培养。

林劲秋医师系林岑楼先生嫡长孙，20 世纪 60 年代亦在中医学院第一附属医院师从林岑楼先生学医数年，有较好的中医素养。其所编撰的《林岑楼医籍精选》一书，着重整理林老先生的临床实践经验及学术思想。此书根据林老先生手稿编成，而手稿因历史条件的限制，难免有遗漏与遗憾之处，敬请同道批评指正。

然而，瑕不掩瑜。为了我们广西壮族自治区中医事业的传承与发扬，为了启迪后学者，本人极力向有关领导推荐——《林岑楼医籍精选》一书。敬请你们审核后，与有关方面接洽，使该书得付梓刊行于世，为我区中医事业的发展添砖加瓦！

广西中医药大学教授　陈慧珍
2013 年 12 月 16 日

推荐三

林岑楼（1892～1978 年）为我县恭城镇（原城厢乡）满塘村人，自幼聪慧过人，思维敏捷，淡泊名利，立志从医。23 岁始跟随其叔父学习中医达十年之久，学成后在本村及县城悬壶济世。1956 年 8 月后调至广西省中医院工作，先后在中心门诊部、住院部及高干诊室任职主持妇科临床工作及教学任务。林老精研岐黄，熟读经典，尤擅长治疗中医内科、妇科和儿科诸症，行医数十载，活人无数，早年在当地即有"少年郎中"之美誉，及至晚年又誉为"广西中医十老"之一。生前勤于笔耕，将平生临床所获经验，择其精华，录之笔端，撰有《中医临症验方歌诀》及大量医案著作手稿，遗留后世。

林劲秋乃林岑楼嫡长孙，为我院退休老中医，生于中医世家，自幼随其祖父习医，颇得真传，在本地享有盛名。退休后悉心整理祖父遗世医籍手稿，历经数载，共整理出乃祖医籍数篇凡十余万言，并附载其临症数十年之心得，以启后学。

我院认为林岑楼老先生乃八桂名医，临症经验丰富，活人无数，此著述乃其毕生之精华，值得后世借鉴。故此特向广西壮族自治区卫生厅、中医药管理局推荐《林岑楼医籍精选》，以期能刊印发行，激励中医后学，造福苍生。

恭城瑶族自治县中医医院
2013 年 12 月

推荐四

林岑楼先生(1892～1978 年)系我县恭城镇满塘村人,自幼聪慧好学,思维敏捷,淡泊名利,立志从医。青年时期开始跟随其叔父林栋臣学习中医达十年之久,40 岁主方于本县城厢同仁堂。曾任县立医务所所长、城厢镇中医联合诊所主任。1954 年当选县人民代表,县卫生工作者协会副主任。1956 年 4 月调任原平乐专区人民医院中医师,同年 8 月晋升为广西中医学院附属医院副主任医师,主持该院妇科临床及教学业务,并在高干诊室主方。1963 年下半年,晋升为主任医师。1974 年退休回到县城定居。

林老先生行医,不论病人贫富,均热情接诊。为减轻病人负担,拒绝轿马接送,常步行数十里出诊;每遇家境贫寒病人,常减免医药费用和解囊相济。他一生研习祖国传统医学,擅长中医治疗内科、妇科和儿科诸症。行医数十载,悬壶济世,活人无数。行医之余,又笔耕不辍,撰有《中医临症验方歌诀》手稿数卷,堪为祖国传统医学宝库中极具收藏传承之佳作。

林劲秋同志乃林岑楼嫡长孙,为我县中医医院退休老中医,生于中医世家,自幼随其祖父习医,颇得真传,在本地享有盛名。退休后悉心整理祖父遗世医籍手稿,历经数载,共整理出乃祖医籍数篇凡十余万言,并附载其临症数十年之心得,以启后学。

我局认为,林岑楼先生乃八桂名医,临症经验丰富,《林岑楼医籍精选》乃其毕生之精华,值得后世借鉴。故此特向广西壮族自治区卫生厅、中医药管理局推荐,以期能刊印发行,激励中医后学,造福苍生。

恭城瑶族自治县卫生局

2013 年 12 月 12 日

推荐五

林岑楼（1892～1978 年）为我县恭城镇（原城厢乡）满塘村人。23 岁即跟随其叔父学习中医达十年之久，学成后在本村及县城悬壶济世。1956 年 8 月调至广西省中医院工作，先后在中心门诊部、住院部及高干诊室任职主持妇科临床工作及教学任务。林老精研岐黄，熟读经典，尤擅长中医治疗内科、妇科和儿科诸症，行医数十载，在当地早有"少年郎中"之美誉，及至晚年又被誉为"广西中医十老"之一，登录县志之名人行例。林老生前勤于笔耕，将平生临床所获经验，择其精华，录之笔端，撰有《中医临症验方歌诀》及大量医案著作手稿，遗留后世。

林劲秋乃林岑楼嫡长孙，为县中医院退休老中医，生于中医世家，自幼随其祖父习医，颇得真传，在本地享有盛名。退休后悉心整理其祖父遗世医籍手稿，历经数载，其整理出乃祖医籍数篇凡十余万言，并附载其临症数十年之心得，以启后学。

我局认为林岑楼老先生乃八桂名医，临症经验丰富，《林岑楼医籍精选》乃其毕生之精华，值得后世借鉴与传承，因此特向广西壮族自治区卫生厅、中医药管理局推荐，推荐刊印发行林老的著述，以激励中医后学，造福苍生。

恭城瑶族自治县科学技术局

2013 年 12 月